ナイチンゲール生誕200年記念出版

ナイチンゲールの越境 3

ナイチンゲールはフェミニストだったのか

［ジェンダー］

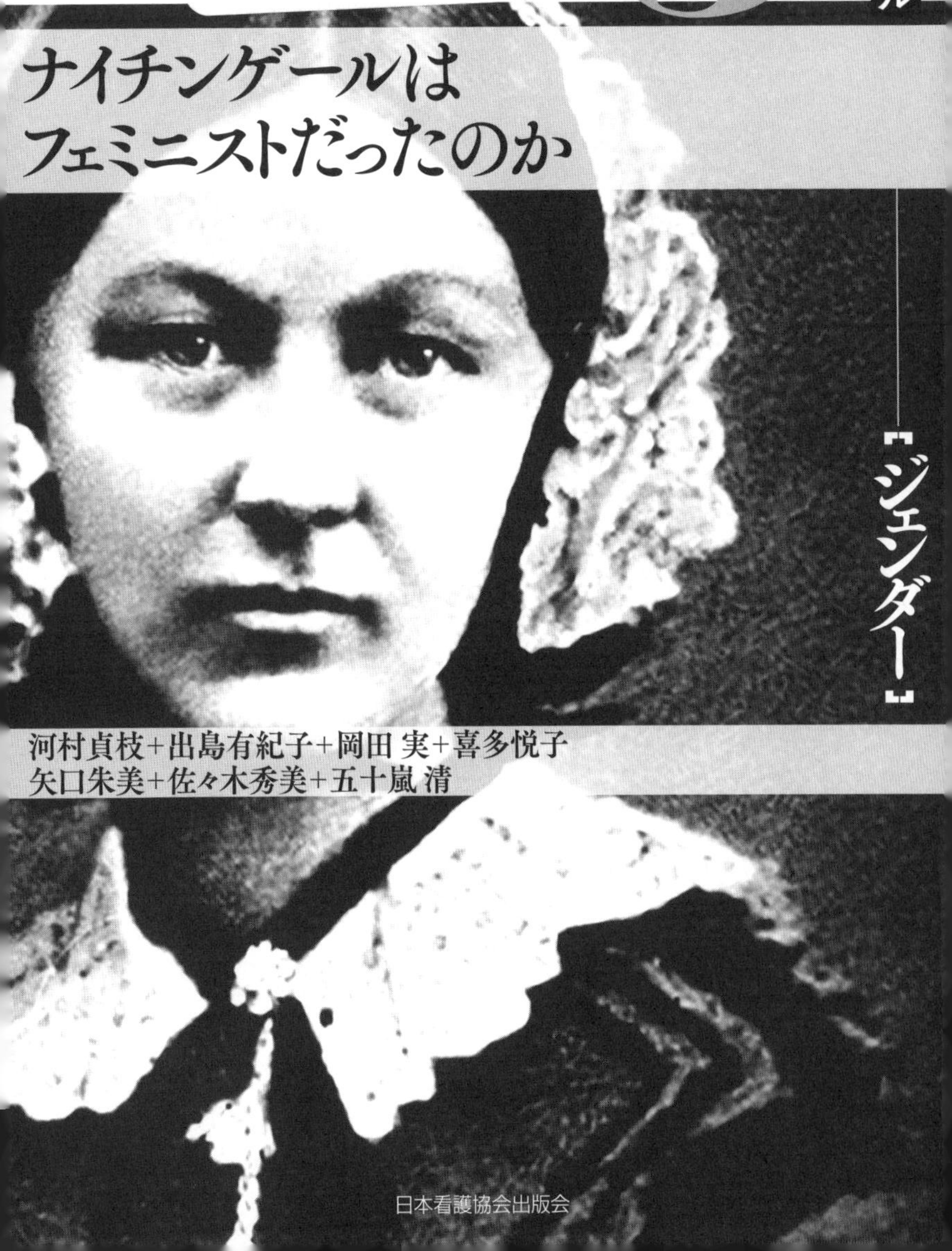

河村貞枝＋出島有紀子＋岡田 実＋喜多悦子
矢口朱美＋佐々木秀美＋五十嵐 清

日本看護協会出版会

女性は〈家庭の天使〉であるべし、という伝統的な慣習や社会規範が色濃く残っていたヴィクトリア朝時代。「女性である」というだけで社会で活躍する機会や場が奪われていることに絶望していたナイチンゲールは、長い苦闘の期間ののち、断固としてこれに異を唱えました。そして男性に隷従しない女性のあり方・生き方を問い、自ら行動を起こし、「看護」を専門職へと高めたのです。

一方で、彼女は当時イギリスで盛んだったフェミニズム運動、女性の権利運動とは距離をおき、積極的にかかわることはしませんでした。それどころか、女性活動家を「おしゃべり女たち」と批判さえしています。

いったい、ナイチンゲールは「フェミニスト」だったのでしょうか？　看護・医学、英文学、女性史、文化史、国際人道支援、人道研究など様々な領域の専門家が、ナイチンゲールと彼女をめぐるジェンダー論について考察しました。

（編集部）

目次

◉本書の内容の関連事項年表

1792	ウルストンクラフト『女性の権利の擁護』出版（p.3）
1820	フローレンス・ナイチンゲール誕生
1837	ヴィクトリア女王即位
1851	ナイチンゲール、カイゼルスウェルト学園を訪問（p.33）
1852 頃	ナイチンゲール、小説版「カサンドラ」執筆（p.38）
1853	ナイチンゲール、ハーレイ街の淑女病院の看護監督に着任（p.38）
1854	ナイチンゲール、クリミア戦争の戦地に赴く（p.37）
1856	ボディション、既婚女性財産所有権委員会設立（p.24） ナイチンゲール、ヴィクトリア女王に拝謁（p.81）
1857	社会科学振興協会設立（p.4）
1858	「イングリッシュ・ウーマンズ・ジャーナル」誌創刊（p.4）
1859	ブラックウェル、イギリス初の女性登録医になる（p.122） 女性雇用推進協会設立（p.5） ナイチンゲール『看護覚え書き』初版出版
1860	ロンドンのランガム・プレイスにフェミニズム運動が芽生える（p.4） ナイチンゲール看護婦養成学校設立（p.47） ナイチンゲール、『看護覚え書』増補改訂版出版（p.109） ナイチンゲール、『思索への示唆』私家版出版（p.35）
1865	J.S. ミル、「女性参政権」を掲げて議会に出馬、当選する（p.114） ラスキン『ごまとゆり』出版（p.52）
1866	「イングリッシュウーマンズ・レビュー」誌創刊（p.7）
1867	ミル、第二次選挙法改正法案に「女性参政権」修正案を提出するが、否決される（p.21, 116）
1869	ミル『女性の解放』出版（p.3, 55, 116）
1885	わが国初の看護婦養成所（有志共立東京病院看護婦教育所）設立（p.122）
1899	国際看護婦協会設立（p.142）
1900	吉岡弥生、東京女医学校設立（p.119）
1910	ナイチンゲール死去
1911	青鞜社設立。雑誌「青鞜」創刊（p.9, 127, 142）
1914	第一次世界大戦始まる（～ 1918）（p.97）
1915	イギリス・ハンプシャーで日赤救援隊受け入れ（p.141）
1918	リットン・ストレイチー『ヴィクトリア朝偉人伝』出版（p.80, 87） ［イギリス］選挙法改正で女性の参政権が認められる（p.117, 142）
1929	ウルフ『自分ひとりの部屋』出版（p.87）
1938	ウルフ『三ギニー出版』（p.87）

ヴィクトリア朝時代のフェミニズム

河村 貞枝

河村 貞枝 かわむら・さだえ

西洋史学者、京都府立大学名誉教授

一九四三年 神戸市生まれ。一九六七年 京都大学文学部西洋史学専攻卒、一九七三年 同大学院文学研究科博士課程満期退学。文学博士（大阪大学）。京都大学文学部助手、愛知女子短期大学助教授、富山大学人文学部教授、京都府立大学文学部教授を歴任。

著書・翻訳書に『イギリス近代フェミニズム運動の歴史像』（明石書店）、『イギリス近現代女性史研究入門』（共編）（青木書店）、『近代ヨーロッパの探究⑪ジェンダー』（共著）（ミネルヴァ書房）、『歴史の中のガヴァネス 女性家庭教師とイギリスの個人教育』（翻訳）（高科書店）など。

フローレンス・ナイチンゲールの生涯の背景としての「フェミニズム」

フローレンス・ナイチンゲールの生涯（一八二〇～一九一〇）は、ちょうどヴィクトリア女王の生没年（一八一九～一九〇一）と奇しくも近似している。二人とも当時としては非常に長命であり、またわが国でも誰もが知っている高名な女性である。では、ナイチンゲールは、いわゆる「フェミニスト」であったのだろうか。あるいは自らを「フェミニスト」と自覚自認していただろうか。

ところで「フェミニズム」という語は、英米ともに、一八九〇年代頃に男女平等の理論や女性の権利運動を指して使われ始めたようである。しかし、フェミニズムという言葉が広く一般的に用いられ、認められるようになったのは、二十世紀に入ってからである。「フェミニズム」は、社会の女性の扱い方に何か間違ったところがあると認識することから始まり、女性の抑圧の原因と規模の分析をし、「女性解放」を実現しようとする思想と運動である。

しかし、二〇二〇年に生誕二〇〇年を迎えたフローレンス・ナイチンゲールの生涯の活動は、時期的にもまた内容的にも、いわゆる第一波「フェミニズム」の始まりと合致することは間違いないが、彼女が自らを「フェミニスト」と明言している資料はない。もちろん、歴史的にはフランス革命期のイギリス女性メアリ・ウルストンクラフトの『女性の権利の擁護』（一七九二）やジョン・スチュアート・ミルの『女性の解放』（一八六九）等がナイチンゲールに多大な影響を及ぼしていることも、間違いないであろう。また、ナイチンゲールの従妹のバーバラ・リー・スミス[★1]（のち結婚してボディション夫人）の存在の影響も大きかったであろう。

ちょうど、一八五七年に設立された人道主義的社会改革運動の「社会科学振興協会」では、最初から女性の入会および集会出席が積極的に歓迎されて、ナイチンゲールも、クリミア戦争での従軍活動の体験から、その最初の会合に看護活動に関する報告書を寄せていたのである。さらに重要なことには、「女性の問題」が同協会の討論テーマに含まれ、しかも真面目に取り扱われたことである。この協会の会合でお互いに知り合った女性たちは、やがて女性たちだけで集い、彼女らの考えを推し進める計画を論じ始めた。これが、いわゆる「ランガム・プレイス・サークル[★2]」である。そして彼女らの第一の夢は、多岐にわたる女性の諸問題や改善策を討議できる独自の機関誌の発行であった。

「イングリッシュ・ウーマンズ・ジャーナル」誌の登場から「イングリッシュウーマンズ・レヴュー」誌への発展

「イングリッシュ・ウーマンズ・ジャーナル（English Woman's Journal：以下、ＥＷＪ）」誌（図1）は、一八五八年〜六四年までの六年間、女性の権利、女性の法的社会的地位という、より大きな問題のみならず、女性に直接かかわりのある諸問題——職業、教育、参政権など——に注意を集中させた。ＥＷＪ誌は、このように第一義的には女性の諸問題についてのプロパガンダの道具であったが、同誌はまた、女性の状況を改善することに関心をもつ個々人の結集点でもあり、また新しい組織や企画の始動のための触媒としても、また女性の本質、女性の能力、社会における女性の役割について討論するためのフォーラムとしても役立った。残念ながら、「ランガム・プレイス・サークル」の具体的活動は本稿では詳しく触れる余裕はないが、ＥＷＪ誌の編集室や、女性のための職業開拓と技術訓練を行う女性雇用推進協会（Society for Promoting the Employment of Women）などがおかれて、ヴィクトリア朝時代後半のほとんどすべての女性の運動が、ここから成長したといっても過言ではない。

細かい説明は略すが、ＥＷＪ誌は六年間続き、七十八号を出したのち、廃刊となった。廃刊の理由は、中心的な編者のベッシー・レイナー・パークス★3が疲労と幻滅の徴候を示し、避難の場を結婚の幸せの中に見出した、という説明もあり、当時のフェミニストの個人的苦

★1　バーバラ・リー・スミス・ボディションについては、本書19頁「バーバラ・リー・スミス・ボディションとナイチンゲール」を参照。
★2　十九世紀後半に女性解放運動の拠点となった慈善団体。「イングリッシュ・ウーマンズ・ジャーナル」誌の事務所がロンドンのランガム・プレイス一九番地にあり、そこから名づけられた。ランガム・プレイス・サークルについては、河村貞枝「女性解放運動の結社 ランガム・プレイス・サークル」（川北稔編『結社のイギリス史——クラブから帝国まで』、山川出版社、二〇〇五）に詳しい。
★3　イギリスの急進的政治家ジョセフ・パークスの娘。バーバラ・リー・スミスの友人で、若い頃から二人ともに女性の地位向上に努め、女性解放運動の組織化に指導的役割を果たした。

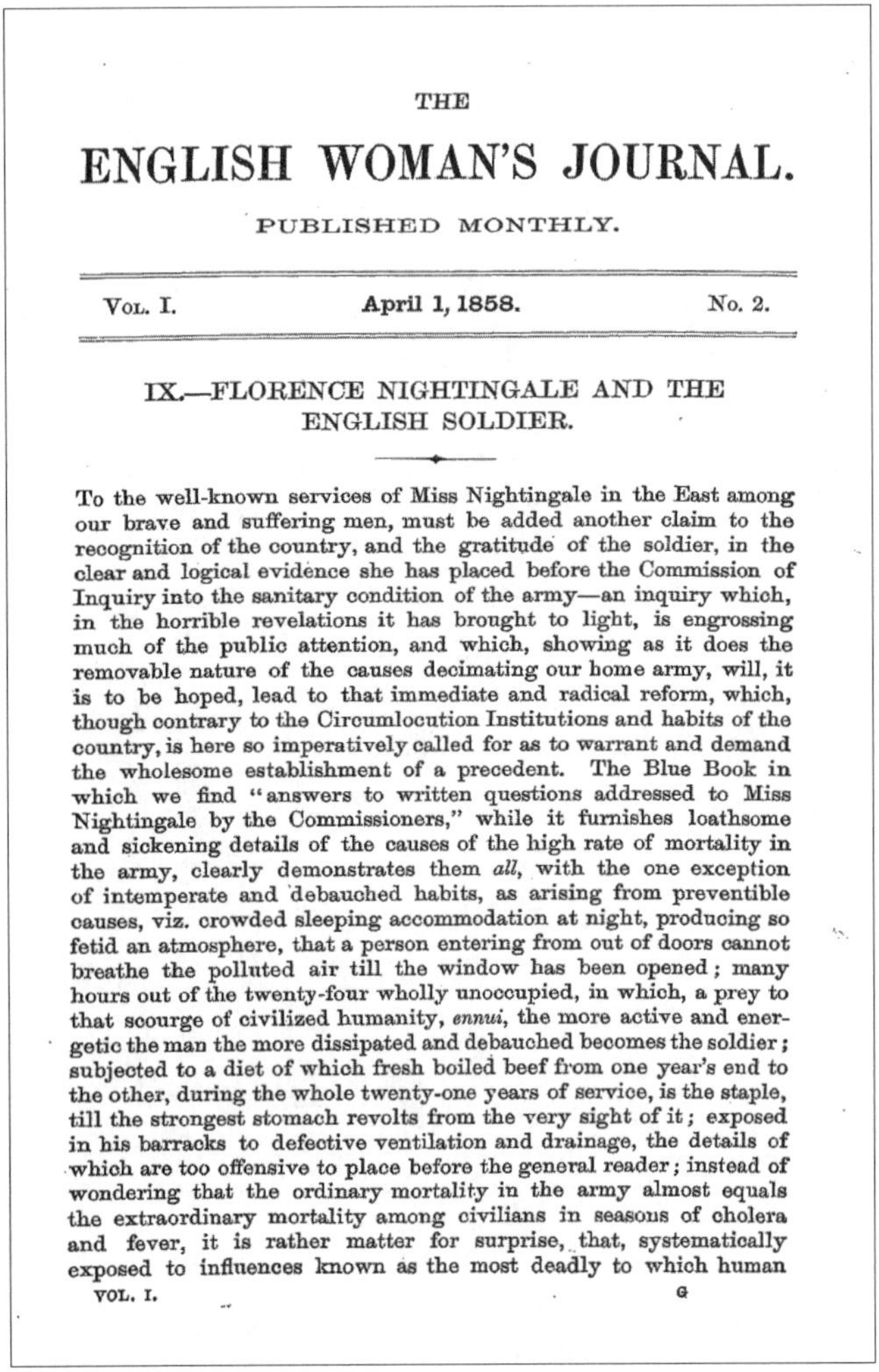

THE

ENGLISH WOMAN'S JOURNAL.

PUBLISHED MONTHLY.

Vol. I.	April 1, 1858.	No. 2.

IX.—FLORENCE NIGHTINGALE AND THE ENGLISH SOLDIER.

To the well-known services of Miss Nightingale in the East among our brave and suffering men, must be added another claim to the recognition of the country, and the gratitude of the soldier, in the clear and logical evidence she has placed before the Commission of Inquiry into the sanitary condition of the army—an inquiry which, in the horrible revelations it has brought to light, is engrossing much of the public attention, and which, showing as it does the removable nature of the causes decimating our home army, will, it is to be hoped, lead to that immediate and radical reform, which, though contrary to the Circumlocution Institutions and habits of the country, is here so imperatively called for as to warrant and demand the wholesome establishment of a precedent. The Blue Book in which we find "answers to written questions addressed to Miss Nightingale by the Commissioners," while it furnishes loathsome and sickening details of the causes of the high rate of mortality in the army, clearly demonstrates them *all*, with the one exception of intemperate and debauched habits, as arising from preventible causes, viz. crowded sleeping accommodation at night, producing so fetid an atmosphere, that a person entering from out of doors cannot breathe the polluted air till the window has been opened; many hours out of the twenty-four wholly unoccupied, in which, a prey to that scourge of civilized humanity, *ennui*, the more active and energetic the man the more dissipated and debauched becomes the soldier; subjected to a diet of which fresh boiled beef from one year's end to the other, during the whole twenty-one years of service, is the staple, till the strongest stomach revolts from the very sight of it; exposed in his barracks to defective ventilation and drainage, the details of which are too offensive to place before the general reader; instead of wondering that the ordinary mortality in the army almost equals the extraordinary mortality among civilians in seasons of cholera and fever, it is rather matter for surprise, that, systematically exposed to influences known as the most deadly to which human

VOL. I. G

図1 「イングリッシュ・ウーマンズ・ジャーナル」誌 第1巻 第2号（1858年4月1日発行）の紙面。第1面に「ナイチンゲールとイギリス兵士」の記事が掲載されている
（画像：The Nineteenth-Century Serials Edition より）

悩を感じさせられもする。
程なくして、一八六六年一〇月にEWJ誌の事実上の復活として「イングリッシュウーマンズ・レヴュー（Englishwoman's Review：以下、EWR）」誌を創刊したのは、ジェッシー・ブーシェレットであった。彼女はリンカンシア州の地主の娘であったが、たまたま手に入れたEWJ誌の内容に強く心を惹かれてはるばるロンドンに赴き、ランガム・プレイスの事務所を訪れ、以来同サークルの主要メンバーとして前述の女性雇用推進協会の設立などに中心的にかかわった。彼女の「フェミニズム」への関心は明らかに博愛主義からの発展であったが、ひとたび「フェミニズム」に改宗するや、生涯その精力と個人的資産を運動に注ぎ続けたのである。

EWR誌は、一八六六〜一九一〇年（たまたまナイチンゲールの没年）まで四十四年もの長期にわたって、継続刊行された。当時すでに女性向けの定期刊行物は多種多様に出現していた。例えば、典型的にヴィクトリア朝的といえる女性の生き方を喧伝し、政治的主題は避けて、家庭向けの記事やファッション情報などを中心としたものなどである。しかし、EWJ誌とEWR誌は、女性の諸問題のみを取り扱ったイギリスで最初の定期刊行物であった。

ここで、（EWJ誌と）EWR誌の特色を簡潔に示しておきたい。第一に、長命であった。第二に、女性の諸問題のみを取り扱った。第三に、女性問題の取り上げ方について網羅的な包括性がある。第四に、政治的・宗教的に無党派である。この点をもう少し補足する。前述のジェッシー・ブーシェレットと、その後任のキャロライン・A・ビッグズは、保守党と自由党という政治的立場の相違はあったが、EWR誌の運営においては、両者の協同をいささかも妨げることはなかった。のちにビッグズの死去に際して、ブーシェレットは哀悼の辞の中で、「私たち二人とも、女性に対して行われている不正は、連合王国のいかなる階級の男性がかこつべき根拠のある不正よりも大きいと感じていた。それゆえあらゆる政治的立場が私たちの間では溶け合い、EWR誌は厳密に中立的路線で運営されてきた」[1]と述べているのである。

このように、EWR誌は、特定の女性問題に限定した雑誌ではなく、また販売部数の多い女性雑誌でもない、頑固なまでに一貫した独自の編集方針を貫き通していた。

さらに、付言しておきたいのは、前誌のEWJ誌の創刊以来、EWR誌の最終号まで、約半世紀以上にわたって途切れることなく、季刊の場合で一号一シリング、月刊のときは六ペンスと変わっていないことである。ヴィクトリア朝時代後半からエドワード朝時代にかけての経済的変動を考えるなら、この不変の購読料は、雑誌運営の採算から割り出されたものではなく、フェミニズム運動への態度表明としての賛助金といった性格のものであったと思われる。繰り返し断っておくが、EWR誌を通じて、まだ「フェミニズム」の語は用いられてはいない。

筆者が入手し使用してきたEWR誌は、一九七九〜八五年にかけてガーランド社から復刻された四十一巻のシリーズである。この復刻版には、ジャネット・ホロウィッツ・マレーとマイラ・スタークによる有益な解説とインデックスの一巻が付されている。わが国の二十世紀初頭の、女性の手になる定期刊行物、「青鞜」（一九一一～一六）や「世界婦人」（一九〇七～〇九、発禁処分で廃刊）と比較してみると、EWR誌の長命には驚きを禁じ得ない。

「イングリッシュウーマンズ・レヴュー」誌に見るフローレンス・ナイチンゲールと看護改革の報道

EWR誌には「社会的・産業的諸問題」という副題がついていることも重要であろう。さらに、前述したようにEWR誌は、一九八〇年にガーランド社から全巻復刻がなされて、一九八五年にはとりわけ貴重なインデックス一巻も刊行された。この膨大な索引の巻にも、まだ「フェミニズム」という語はまったく現れていない。しかし、「フェミニズム」という言葉が実際の運動に後から付されたにせよ、EWJ誌もEWR誌も内容的には第一波のフェミニズムそのものを包含していた。

最後に、EWR誌のインデックスの巻の中に「Nursing」の項目が相当量取り上げられていることに注目したい。その前に、余談ではあるが、EWR誌刊行の直前に、チャールズ・ディケンズの長編小説『マーティン・チャズルウィット（Martin Chuzzlewit）』[★4]が連載された

★4　一八四三年一月から月刊連載されたディケンズ六作目の長編小説。毎月一冊を分冊刊行し、一八四四年年七月に完結、その後まとめて刊行された。マーティン・チャズルウィット青年の人生修業と成長を描いた物語。

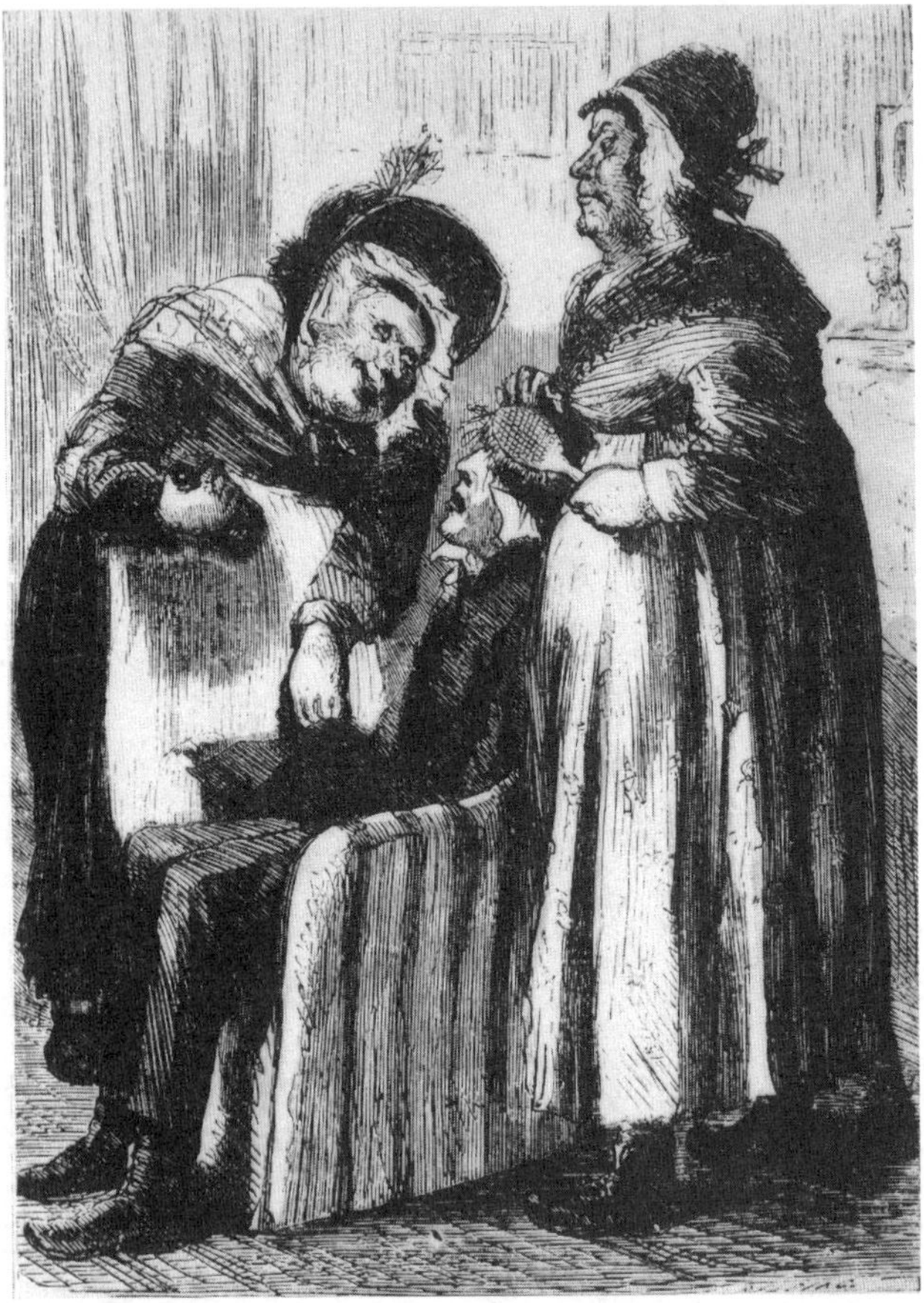

図2　チャールズ・ディケンズの小説『マーティン・チャズルウィット』に登場する看護婦兼助産婦のセアラ・ギャンプと友人の看護婦ベッティ・プリッグ
ギャンプ夫人はぶよぶよ太っていて、酒飲み・大食いでかぎ煙草の臭いをぷんぷんさせ、がめつく、おしゃべりな老女で、いわゆる〈白衣の天使〉の徹底した戯画として描かれている。実際の職業看護婦をモデルにしており、この作品によって看護業の改善運動が起こったとされる。
(“Sairey Gamp and Betsey Prig” illustration for C. Dickens’ Martin Chuzzlewit, Wellcome Library, London. Wellcome Images / CC-BY-4.0)

ことに触れる。この小説の中にミセス・セアラ・ギャンプという酒飲みの看護婦兼助産婦が登場する（図2）。ギャンプ夫人は、当時の看護婦の実態をもとに創造された人物で、ちょうどナイチンゲールの活躍した時代の「看護改革」の一つのきっかけともなったとされている。ＥＷＲ誌にギャンプ夫人が取り上げられているわけでないが、ＥＷＲ誌の中の「Nursing」に関する非常に多種多様な項目の背景に、文豪ディケンズの鋭いまなざしを感じたりもするのである。

ＥＷＲ誌の「Nursing」の項目は多岐にわたっており（図3）、もちろん、連合王国が圧倒的ではあるが、国内に限定されず、アフリカ、フィンランド、フランス、日本、南アフリカ、イタリアなどの看護業（Lady nurse）の実情が取り上げられている。日本の場合は一件のみであるが、調査で来日したイギリス女性による、一九〇一年の看護婦採用試験の報告を紹介している。やはり、看護業に対する資格取得の実情が多く取り上げられている。さらに二十世紀に入ってからは、International Congress および International Council of Nursing（国際看護協会）の大きな記事が登場する。資料として**表1**にインデックスの巻から「Nursing」の項目リストをあげておく。「Nursing」の項に登場する具体的な人名はフローレンス・ナイチンゲールのみであるが、彼女については、この「Nursing」の項だけでなく、ＥＷＲ誌のあちこちで独自に取り上げられている。

また、ＥＷＲ誌には多くのフェミニストの惜別の辞が出てくるが（もちろん従妹のバーバラ・リー・スミスは大きく掲載）、ナイチンゲールの没年がＥＷＲ誌の終焉の年と重なっているので、

Englishwoman's Review June 15th, 1881. *Record of Events.* 273

NURSING.

Trained Nurses for the Sick Poor.—By permission of the Duke of Westminster, the annual meeting of the Metropolitan and National Nursing Association for providing and training nurses for the sick poor, was held on May 26th, at Grosvenor House, Park Lane, the Earl of Shaftesbury in the chair. The association was formed in 1875, with the object of supplying a body of skilled nurses to take charge of the sick poor at their own homes, and of raising the standard of nursing as well as the social position of nurses. It has already attained a place of high and thoroughly recognized usefulness; and according to the fifth annual report, which was read yesterday, its main purpose had been efficiently accomplished. It has been universally acknowledged by medical men and others under whom the nurses of this organization have worked, that the nursing is of the very highest order that has yet been known, and that sanitary laws have been taught to the poor, and enforced in their homes in a way which has never before been achieved in the metropolis. The committee earnestly appeal to the public to supply them with the means of carrying on a work which has already done so much, and whose further extension is only delayed by want of the necessary funds.

The Nightingale Home. — The Council of the Nightingale Fund held their annual meeting a few days since, at the Nightingale Home, St. Thomas's Hospital, when the report on the Nurse Training School for the year 1880 was read, and addresses were delivered to the probationer nurses. Sir Harry Verney, M.P., the chairman of the council, presided; he was accompanied by Lady Verney, Mr. Bowman, F.R.S., Sir W. M. Muir, K.C.B., and Mr. W. Rathbone; Mr. Henry Bonham Carter, the secretary; Mrs. Wardroper, lady superintendent of the school; and Mr. Croft, F.R.C.S., the medical instructor, one of the surgeons of St. Thomas's Hospital. Besides the probationer nurses resident in the school, many of the former pupils, who are now employed in various institutions, were present. The report mentioned that during the year 1880, twenty-five proba-

18

図3　「イングリッシュウーマンズ・レヴュー」誌 第12巻 第98号（1881年6月15日発行）の紙面。「Nursing」の項目として、「Trained Nurses for the Sick Poor」と「The Nightingale Home」が掲載されている。
（画像：Internet Archiveより）

表1｜「イングリッシュウーマンズ・レヴュー」誌インデックスの巻における「Nursing」の項目リスト

Nursing. 1876: 364; 1879: 475; 1889: 280; 1898: 34
Adventures in Mashonaland by Two Hospital Nurses (Lucy Sleeman and Rose Blennerhasset) (reviewed). 1894: 128
Africa
Nursing in West Africa by Mary Kingsley. 1900: 207
for Alexandria. 1882: 375
Appointments. 1909: 59, 113, 114, 119, 199, 200, 260; 1910: 57, 122
Army. 1884: 476
Increased Pay for. 1904: 195
Barton, Clara. 1871: 247; 1882: 458; 1884: 512
Belfast. 1883: 381; 1887: 275
"Brave Nurse." 1901: 205
Byam, Christine. Medal of Honour for Hospital Work. 1896: 105
Cahen, Mme. Nurse in Franco-Prussian War. 1889: 60
Club and Hotel for Nurses. 1900: 265, 279
"Common Sense to the Rescue." 1901: 127
East London. 1883: 133
English Matron for Rome. 1910: 122
Exhibition. 1896: 192
Fever Asylum, Homerton. 1872: 144
Finland. District Nursing in. 1904: 84
French Medals for British Nurses. 1908: 257
Grimwood, Mrs. Pension. 1891: 199
Homersham, Miss. Lectures on. 1892: 266
Hospital Training for Ladies by Lady Emily Anne Strangford (reviewed). 1874: 10
Institutions for Training. 1868 Oct.: 41, 71
Acland, Sarah. 1880: 26
Belfast. 1880: 280
Birmingham. 1880: 125
Bristol. 1885: 137
College for Children's Lady Nurses. 1900: 201

Evangelical Protestant Deaconesses Institution. 1877: 280; 1883: 283
Glasgow. 1880: 125; 1884: 137
Kaiserworth Deaconnesses Institute. *Life of Pastor Fleidner*, trans. by Caroline Winkworth. 1868: 520
Liverpool. 1872: 74
Marylebone. 1884: 381
Nightingale Fund. 1880: 279
Tottenham Deaconnesses' Institution and Training Hospital. 1871: 215
Westminster Hospital. 1874: 273
Westminster Training School. 1875: 333; 1878: 222
International Congress of. 1909: 269
International Council of. 1907: 196
Italy, Queen's Choice of a British Nurse. 1905: 119
Japan, Examination for. 1901: 76
Kenealy Annesley. *The Care of the Sick* (reviewed). 1893: 200
Kennington Home for Nurses. 1877: 87
Lectures on General Nursing by Eva Lückes (reviewed). 1884: 515
Livermore, Mary. *My Story of the War* (reviewed). 1889: 102
London. 1875: 430
at London Hospital. 1886: 188
London Poor, Trained Nurses for. 1875: 528
Low Wages. 1878: 27
Maternity Lectures. 1889: 34
Matron of South Dublin Nurses' Union. 1882: 234
Matrons and the Asylums Board. 1908: 59
Medals for. 1883: 188; 1901: 206
Memoirs by a Hospital Nurse (reviewed). 1910: 243
Merryweather, Mary. Letter on. 1873: 245
Military Honours to a Soldier's Wife. 1888: 88
Military Nursing Service. 1904: 113
Military Service. 1906: 105

表1｜つづき–2

Military Service, Queen Alexandra's Imperial. 1905: 131; 1910: 53, 122
Mother Bickerdyke. 1886: 443
New Hospital for Women in Marylebone. 1889: 217
Nightingale, Florence, on. 1868: 497; 1884: 477
Nightingale Fund. 1874: 274
Nightingale Home. 1881: 273
Notes (Correspondence). 1887: 449
Nurses for the Needy by L.N.R. (reviewed). 1875: 545
Nurses Pension Fund. 1887: 517; 1888: 184; 1889: 34, 274; 1890: 327
Nursing Guide. Guy's Hospital (reviewed). 1905: 286
Nursing Record. 1889: 574; 1894: 51
Order of St. Katherine's. 1879: 262, 323, 373; 1880: 472
Pauper and Local Government Board. 1897: 250
Pease, S.E. *Hints on Nursing the Sick* (reviewed). 1872: 107
Pensions for Nurses, Liverpool. 1889: 34
Pensions for Nurses, Princess of Wales and. 1890: 176
Pincoffs, Marian. *What Constitutes an Efficient Nurse, and Other Papers* (reviewed). 1895: 134
Plague. 1901: 207
Queen Victoria and Nurses. 1901: 269; 1904: 269
Queen's Choice. 1905: 119
Queen's Nurse. 1905: 260
A Quiz Book of Nursing by A.E. Pope and Thirza Pope (reviewed). 1910: 244
"Registration Bills" by Jessie Boucherett. 1905: 83
Registration of Trained Nurses. 1902: 202
Roman Catholic Nurses' Training Fund. 1909: 202
St. Bartholomew. Nurses Trained. 1877: 181
St. Katherine's Home. 1878: 377
Service, Territorial. 1909: 123
Sick Nursing at Home by S.F.A. Caulfield (reviewed). 1881: 283
Sick Poor. 1881: 273; 1886: 137

彼女の惜別の辞は出てこない。しかし、間違いなくナイチンゲールは自他ともに「フェミニスト」であったことは言うまでもない。

引用文献

▼1 The Englishwoman's Review of Social and Industrial Questions, Vol.20 (Sept. 1889), p.388.

主な参考文献

▼1 河村貞枝：イギリス近代フェミニズム運動の歴史像、明石書店、二〇〇一

▼2 河村貞枝：『イングリッシュウーマンズ・レビュー』誌の一考察―ジェントルウーマンとフェミニズム・ジェントルマン・その周辺とイギリス近代（村岡健次ほか編）、ミネルヴァ書房、一九八七

▼3 バンクス夫妻（河村貞枝 訳）：ヴィクトリア時代の女性たち―フェミニズムと家族計画、創文社、一九八〇

▼4 Banks, Olive : The Biographical Dictionary of British Feminists, 1800-1930, Wheatsheaf Book, 1985（ナイチンゲールの項目は p.140–143）

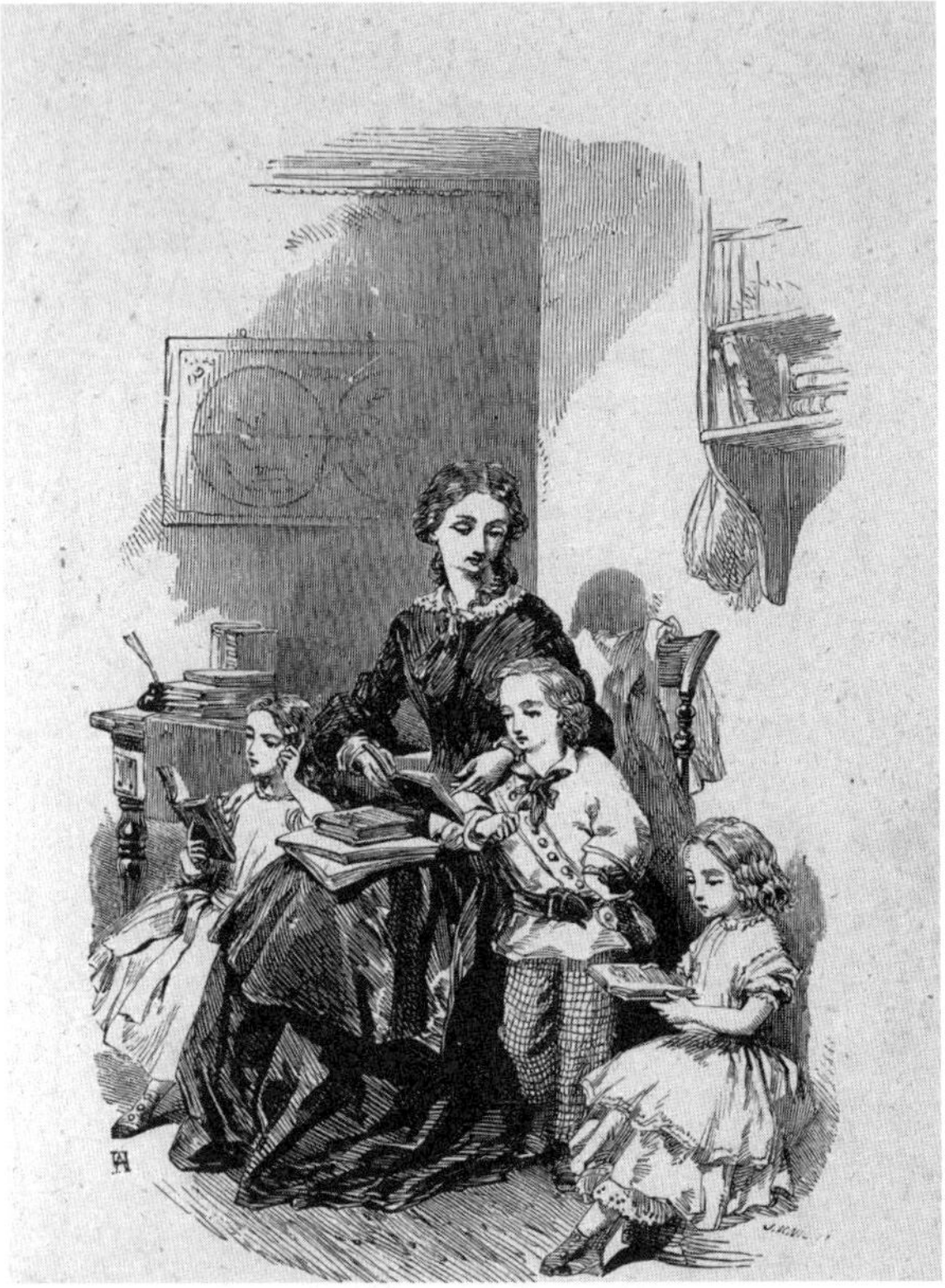

“The Governess; or, the Missing Pencilcase”, J T Barr, 1875
(British Library, public domain)

ヴィクトリア朝時代のガヴァネス（女性家庭教師）は、裕福な家庭に住み込み、子どもの教育係として働いた。多くの場合、自身は中流階級のレディとして養育されながら、経済的理由で生きるために働かざるを得ないという状況の彼女たちは、雇用された家庭で、使用人でもなく、また家族の一員でもないという中途半端な立場で、孤独な生活を送っていた。

ガヴァネスは当時の小説にもたびたび登場する。シャーロット・ブロンテ作の『ジェーン・エア』、彼女の姉アン・ブロンテ作の『アグネス・グレイ』などが有名で、シャーロットとアンは実際に家庭教師をしていた。

バーバラ・リー・スミス・ボディションとナイチンゲール

出島 有紀子

出島 有紀子　でじま・ゆきこ
桜美林大学リベラルアーツ学群 准教授
二〇〇三年 津田塾大学大学院文学研究科博士課程単位取得満期退学。一九九九年 ウォーリック大学大学院歴史学修士（社会史・文化史）。専門分野はイギリス社会史・文化史。
著書に『イギリス近現代女性史研究入門』（共著）（青木書店）、『欲ばりな女たち―近現代イギリス女性史論集』（共著）（彩流社）、「ヴィクトリア朝英国と英領インドにおける医学学位と女子医学生」、史潮、八一：四〜一九、二〇一七など。

バーバラ・リー・スミス・ボディション（一八二七〜九一）は、十九世紀のイギリスで女性の地位向上を目指して幅広く活動した人物である。女性参政権運動のほか、既婚女性の法的地位改善や女性の職業開拓に尽力し、ケンブリッジ大学のガートン・カレッジ創立に携わったことでも知られる。彼女はナイチンゲールの母方の従妹であるが、二人が親しく交流したことを示す資料は見当たらない。共に当時の女性のおかれた状況に疑問をもち、それを改善しようと志していた従姉妹同士の関係は、どのようなものだったのだろうか。また、二人の意見はどのような点で異なり、どのような共通点をもっていたのだろうか。

イギリスで最初の女性参政権を求める請願書は、一八六六年にJ・S・ミルによって議会に提出された。これを準備したのはボディションである。ナイチンゲールはこの請願書に署名した一五二一人のうちの一人だった。[1] 彼女は一八六八年の請願書にも署名しており、ボディションは、「フローレンス・ナイチンゲールが参政権を求めているのに、それを与えないというのは論外だ」と雑誌記事の中で述べている。[2]

しかしリン・マクドナルドは、ナイチンゲールの署名は場当たり的なものであったと推測している。[3] 実際、ナイチンゲールが女性参政権運動に積極的に参加することはなかったし、参政権運動のほか女性の職業や財産権を求める運動をしたランガム・プレイス・グループ

（サークル）（ボディションはこの団体の中心人物であった。本書5頁も参照）にかかわってもいない。ボディションとナイチンゲールの間に距離をおかせていたものはなんだったのだろうか。

ボディションとナイチンゲールの関係

ボディションの父ベン（ベンジャミン）・スミスは、ナイチンゲールの母ファニー（フランシス）の兄である。一〇人の兄弟姉妹の中で長男のベンと三女のファニーの年の差は五歳で、子ども時代の多くの時間を共に過ごしたと思われる。しかしボディションが生まれる頃には、この兄妹は親しいとはいえない間柄になっていた。ボディションの母親は、アン・ロングデンという貧しい娘である。結婚をしないまま、ベンとアンとの間には五人の子が生まれた。ファニーとその姉や母との間で交わされた手紙には、ベンとアンを非難する言葉が残されている。スミス家の一族は互いの家を頻繁に行き来していたが、アンには会おうとせず、ベンの家を訪れることはなかった。▼4

ボディションが七歳のときにアンが肺病で死去すると、スミス家の姉妹たちは末妹のジュリアにベンの子どもたちの母親役を任せた。ナイチンゲール家はジュリアとは交流があったので、のちにボディションとナイチンゲールとのかかわりは、この叔母を通して間接的に行われることとなる。ボディションの話にごくまれに出てくるナイチンゲールの話は、直接

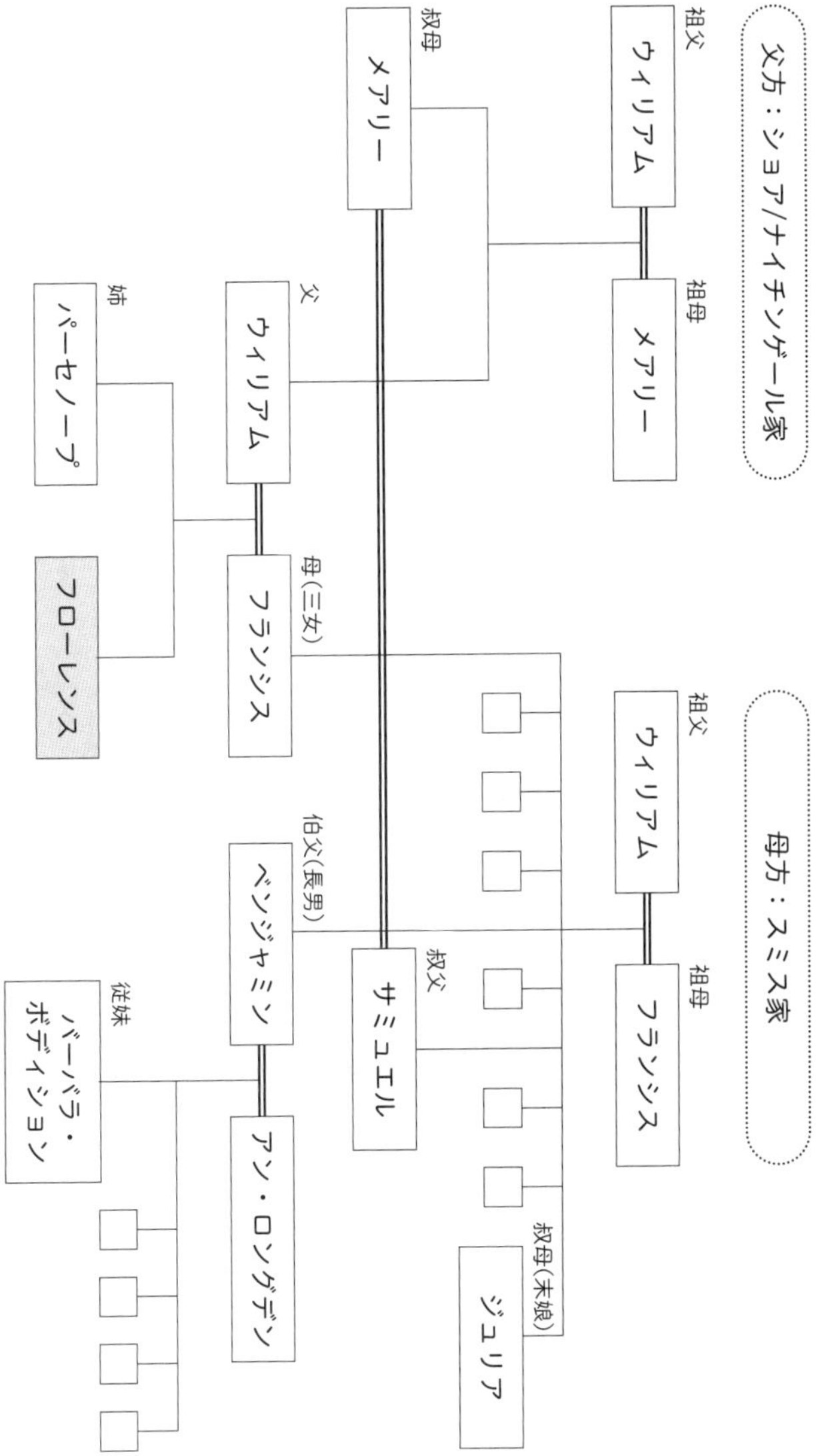

図｜フローレンス・ナイチンゲールの家系図

会ってのものではなく、叔母から聞いた話であったようだ。[5] 女性医師のエリザベス・ブラックウェルがイギリスに来たときも、ボディションは彼女の広い人脈を使って様々な人にブラックウェルを紹介するが、従姉であるナイチンゲールには叔母を介して紹介している。[6]

いとこが三〇人以上いたナイチンゲールにとっては、母の姉妹たちの家族であるニコルソン家、ボナム・カーター家、ショア＝スミス家だけで親戚づきあいは十分であった。親族間の盛んな手紙のやりとりや訪問を時間の浪費と考えていたナイチンゲールは、それ以上の親戚とかかわる必要も感じなかったと思われる。[7] 年月を経てからも、二人には直接の交流はなかったようだ。ナイチンゲールが六十三歳のときに従妹のアリス・ボナム・カーターに宛てた手紙では、バーバラの母親代わりだったジュリア叔母が亡くなったことに触れ、アリスからバーバラに自身（ナイチンゲール）の同情と親愛を伝えてほしいと頼んでいる。[8]

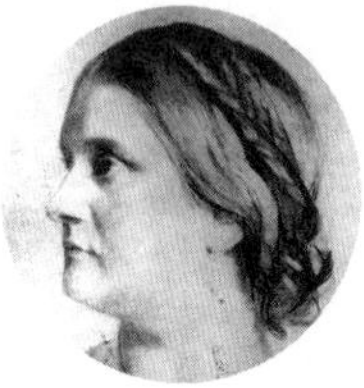

バーバラ・リー・スミス・ボディション
Barbara Leigh Smith Bodichon, 1827-91

イギリスの教育者、芸術家で、19世紀の主要なフェミニスト、女性の権利活動家。

ユニテリアンの急進派議員の家に生まれ、自由主義的な訓育を受ける。

1854年に『女性に関する最も重要な法令の平易な言葉での簡単な要約』を出版し、女性に財産権がないことを批判した。1856年には既婚女性財産所有権委員会を設立し、既婚女性の財産所有権を求める法律の署名運動を行った。これはイギリスで最初のフェミニストの組織であり、その後、多くの組織化された女性運動を引き起こした。

ボディションとナイチンゲールの考え方の相違

家庭の事情以外にも、ボディションとナイチンゲールを隔てていた要因はある。女性参政権の実現に向けて闘おうというボディションの意志を、ナイチンゲールは共有しなかった。ナイチンゲールは一八六一年の手紙の中で、女性参政権論者を批判し、「彼女たちは無知で共感力が欠如している」と嘆いている。[9] しかしボディションにとっては、女性のそうした無知こそが、参政権を求める理由であった。彼女に言わせれば、参政権は視野の狭い場所におかれている女性たちを解放する手段だった。参政権が得られれば、女性は有権者として社会や国家に関心をもち、知見を広げ、市民意識や愛国心も育むようになると思われた。[10]

ナイチンゲールの考えは、ボディションと似ているようで異なっていた。彼女も当時の女性のおかれている状況を問題視し、女性が慣習や無為な生活から解放されるべきだと考えた。しかし彼女はそこからの解放の手段を参政権には見出さず、独自の宗教哲学や、意義のある仕事をすることに求めた。[11] 女性が参政権をもつことは望ましいが、それよりも優先順位の高い課題がほかにある。貧困や疾病に苦しむ人々を救わねばならず、そのために必ずしも女性参政権は必要ではなかった。女性はそのような運動や社交などに無駄な時間を使わずに、神に与えられた使命を行動に移すべきであった。権利を与えられないことに声を上げるより、女性たちは自らを変えるべきなのであった。

ボディションの書いた文章に出てくるナイチンゲール

ボディションにとってナイチンゲールは、仲のよい親戚でも協力し合える同志でもなかったが、ナイチンゲールの功績はボディションの活動を前進させる力をもっていた。ボディションは運動の中で、しばしばナイチンゲールに言及している。親族であることの言及はなく、例えば、「議会制度の向上と尊厳のために」有権者に加えるべき女性の一人として、ナイチンゲールの名をあげている。[12] また、ボディションが渡米したときには、彼女がフローレンス・ナイチンゲールの従妹であるという噂が「自分の評判に輝きを加えた」と認識している。ボディションは、温かく歓迎されるための手段として従妹であることを強調してはどうかという勧めを断っており、従妹であると自ら述べることには抵抗を感じていたようだ。[13] しかし、自らの目指す活動を進めていくうえでは、ナイチンゲールとの血縁が有利に働くことも理解していた。

ボディションとナイチンゲールに共通するもの

最後に、ボディションとナイチンゲールに共通するものを考えてみたい。二人は同じ祖父から受け継いだユニテリアン派★1の信仰に基づく社会改革の志向を共有していた。両者とも、自分が神から受けた使命は何かを問い続け、善いと思ったことを迷わず行動に移す実行力をもっていた。それに伴う強い信念には、人を巻き込む力があり、多くの協力者が集まった。方法は異なっていたが、女性の自立と教育を重視し、既存のジェンダー規範に縛られずに正しいと思う目的のために突き進んだところも、共通していたといえるだろう。

ボディションが推し進めた既婚女性の財産所有権の獲得には、ナイチンゲールも賛成していた。女性が財産を所有し、経済的に自立することの重要性をどちらも理解していた。そしてそれを支えていたのは、やはり共通の一族がもっていた経済的基盤や人脈であり、さらにどちらも当時の女性にとしてはまれであった経済的自立を手に入れていたことが大きいであろう。

ボディションとナイチンゲールは互いの間の距離をあえて縮めないようにしていたようにもみえる。しかし二人の働きは、別々の角度から、女性の立場の改善に貢献したといえるのである。

★1　キリスト教プロテスタントの一派。キリスト教の正統教義である三位一体説に反対し、神の単一性を主張し、イエス・キリストの神性を否定する教派。

引用文献

▼1 McDonald, Lynn : *Florence Nightingale on Society and Politics, Philosophy, Science, Education and Literature: Collected Works of Florence Nightingale,* p.388, Wilfrid Laurier University Press, 2003

▼2 Bodichon, Barbara : Criminals, Idiots, Women and Minors. Is the Classification Sound?, Fraser's Magazine, December 1868. Reprinted in *Barbara Leigh Smith Bodichon and the Langham Place Group*, ed. by Lacey, C.A., p.397, Routledge, 2010

▼3 前掲書1 p.388

▼4 Hirsch, Pam : *Barbara Leigh Smith Bodichon, 1827–1891 : Feminist, Artist, and Rebel,* Chatto & Windus, 1998

▼5 Patterson, Kerrie A. : George Eliot's Middlemarch and Florence Nightingale: Friendship and Respect Influences Reform in Sanitation, Hospitals, and the Training of Nurses, Minnesota State University Master's Thesis, p.18–19, 2019

▼6 前掲書4 p.54

▼7 セシル・ウーダム-スミス（武山満智子、小南吉彦 訳）：フロレンス・ナイチンゲールの生涯、一七頁、現代社、一九八一

▼8 Nightingale, Florence : Letter to Alice Bonham Carter, 1883–84. *Florence Nightingale: An Introduction to Her Life and Family,* ed. by McDonald, L., p.542, Wilfrid Laurier University Press, 2001

▼9 レイ・ストレイチー（栗栖美知子、出淵敬子 監訳）：イギリス女性運動史：１７９２－１９２８、一四頁、みすず書房、二〇〇八

▼10 Bodichon, Barbara : Reasons for the Enfranchisement of Women, 1866. Reprinted in *Barbara Leigh Smith Bodichon and the Langham Place Group*, ed. by Lacey, C.A., p.108, Routledge, 2010

▼11 前掲書9、14～17頁

▼12 前掲書10 p.110

▼13 前掲書4 p.181

ナイチンゲールの女性論
――ラスキン、J・S・ミル、ガマーニコフとの比較から

岡田 実

岡田 実 おかだ・みのる
岩手保健医療大学大学院研究科長、看護学部精神看護学領域教授
青森県生まれ。一九七七年 弘前大学教育学部卒業、一九八五年 弘前大学医療技術短期大学部看護学科卒業、二〇〇四年 放送大学大学院文化科学研究科総合文化プログラム環境システム科学群修了、二〇一〇年 北海道医療大学大学院看護福祉学研究科看護学専攻博士後期課程修了、博士(看護学)。青森県立つくしが丘病院、青森県立精神保健福祉センター、弘前学院大学看護学部、長野県看護大学を経て、二〇一九年より現職。
著書・著作に『暴力と攻撃への対処―精神科看護の経験と実践知』(すぴか書房)、『精神科臨床における救急場面の看護』(共訳)(医学書院)、『看護診断にもとづく精神看護ケアプラン』(共訳)(医学書院)、「日精協が提案する「精神科医療安全士」やCVPPPは、精神科臨床における暴力の未然防止に効果は期待できない」、精神医療、九八:一〇二~一〇八、二〇二〇など。

ナイチンゲールは女性論を説いたのか

本書の書名『ナイチンゲールはフェミニストだったのか』という問いに答えるには、そもそもフローレンス・ナイチンゲールの内面に女性論が成立していたかどうかを明らかにしなくてはならない。これに応える重要な文献は、「カサンドラ」（『思索への示唆』第二巻補章に所収）[1]と題された論説であることは間違いない。

この論説は最初から『思索への示唆』に収められていたのではなく、はじめはナイチンゲールの私小説風な著作として着手され、その後何回かの推敲を経て、『思索への示唆』に収められたことが知られている。[2]このたび、日本看護協会出版会は《ナイチンゲール生誕二〇〇年記念出版》として、私小説にとどまっていた段階の作品を『カサンドラ―ヴィクトリア朝の理想的女性像への反逆』として出版した。[3]私小説風の作品がのちに論説としてその骨子を明瞭にする経緯を考えるには、ナイチンゲールが『看護覚え書き』を書き始める前、そしてクリミア半島対岸にあるスクタリの兵舎病院に着任する以前の歴史を紐解かなくてはならない。

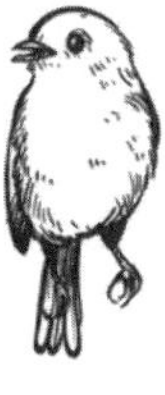

「カイゼルスウェルト学園によせて」にみられる内面の変革

『ナイチンゲール著作集』(以下、『著作集』)第一巻の最初の論稿は、「カイゼルスウェルト学園によせて」(一八五一)(以下、「学園によせて」)である。

……人間はジャンプでもしないかぎり両足を同時に前に出したりはできないのと同じように、これは知性の足だけが前に進んできているのであって、実践の足は後ろに残ったままの状態なのである。その意味で女性は斜めに立っている現状なのである。すなわち行動のための女性の教育は知識のための教育と足並みをそろえていないのである。……一九世紀の女性は多くのことを行なおうと望むが、どう行なったらよいかを知らない有様であるのに、一八世紀の女性は少なくとも自分ができると思われる《こと》を行なうことを望んでいたからなのである。▼4

十九世紀の教養高い女性たちが、釣り合いのとれていない理論と実践の足並みを揃えるには、どのような教育が必要なのか。『著作集』第一巻の最初の論稿はこのように始まる。バランス悪く斜めに立たされている女性たちの状況が、ナイチンゲールとどのようなかかわりがあるのだろうか。この疑問は『著作集』が投げかける最初のテーマである。ここにナイチンゲールの女性論が成り立っているとすれば、『著作集』の冒頭は女性がいかに生きるべきかを問う女性論から始まっているといえる。今、何かのために自らを整え、打って出ようとするナイチンゲールの内面的な昂ぶりと、弾け出るときを待つかのような実践意欲の成熟を読み取ることができる。こうしたナイチンゲールの内面の変革は、目指し実現しようとする看護の思想的プロローグであるともいえる。

自らの天職は、病院に収容されている病人たちの中にあるというナイチンゲールの認識、しかしそれがどのように実現可能かは未だ明らかになっていない一八四五年末の認識が、一八五一年夏のカイゼルスウェルト学園の訪問を通じて、自身の看護を構想するようになっていく。信仰（思索）、奉仕活動（実践）、これらを生活の中に統合しようとするディーコネス★1たちの姿に、象徴的な生活を発見したからにほかならない。

ときは熟している。待ち望んでいる病人や貧しいひとはどこにいるのであろうか。さあ、怠けることに忙しい英国の女性たちをドイツで行なわれていることに目を向けさせよう。そこには生き生きとした仲間が主キリストを中心として働いているではないか。私は彼主に「私は親愛なる英国の彼女たちを呼んだのだが、彼女たちは答えなかった。私は彼女たちの扉の前に立ち、ノックしたが彼女たちは開けようともしなかった」といわれる

★1　看護師としての訓練を受けたプロテスタント教会の女性社会奉仕員。起源は初期キリスト教会の奉仕訪問に遡る。

ことがないようにしようではないか。▼5

家族に束縛されながら、扉をノックする音は聞こえていても開くことができなかったのは、とりもなおさずこれまでのナイチンゲール自身だった。そして今、一人称の自問自答から複数の女性への呼びかけに変化し、ナイチンゲール自身、重く感じていた扉を押し開こうとしていることがわかる。「学園によせて」にうかがわれる「女性論」の片鱗は、一般的な「論」としてではなく、ナイチンゲールの想い願う看護を実現（実践）しようとする主体を確立するテーマとともに語られているところに特徴がある。看護師を目指そうとしたがために立ちはだかった因襲の壁を前に、幾度となく挫折しながら挑み続けたナイチンゲールの孤独な闘いと苦悩は、ここで報われることになる。この過程で思索のテーマとして女性論を芽吹かせたことは、当然のことでもあった。

斜めに立たされている十九世紀の女性が、どのようにしたら知性（理論）と行動（実践）のバランスを手にできるのかというテーマは、実はナイチンゲールが自身の看護を実現する揺るぎない主体をどのように確立できるのか、という問題でもあったわけである。

ナイチンゲールの女性論は「学園によせて」をプロローグとしながら、後に思想的にまとまっていくことになる。それがこれから扱おうとする「カサンドラ」である。

二つの「カサンドラ」

「私はついに自己を確立することができた」（一八五二年の私記[6]）という言葉は、「カサンドラ」を書き上げたナイチンゲールの内面をよく表わしている。

「カサンドラ」は一八六〇年、私家版として活字にされた『思索への示唆』（三巻本）の中の第二巻補章に収載されたというだけで、詳細な成立事情はわかっていない。ビショップの解題[7]によれば、一八五二年までにはすでに原稿になっていたと考えることができる。「学園によせて」の執筆時期（一八五二）を考え合わせれば、「カサンドラ」はそれに少し遅れることはあっても、近い時期に執筆されたと推察される。そして、「カサンドラ」の執筆時期に遅れて書かれた『思索への示唆』とともに、何度かの改訂を経て、一八六〇年に私家版として出版されたと推測される。

『著作集』第三巻に収められている論説風の「カサンドラ」[1]と今回出版された私小説風のそれ[3]とを比較し、女性論の構成に違いがあるかどうかを検討しなければならない。しかし、本稿のテーマとは異なるため別の機会に論じるとして、ここでは女性論の構成と内容の概略に触れるにとどめたい。

女性は阿片や小説で生きている人のように人生に疲れきっていて、行動を起こすことのない種々の感情で疲れきっています。もし女性が気づいて絶え間なく活動の航路——すなわち満ち足りた興味深い生活と、仕事に対する訓練が常に行なわれ、仕事についてはいつもその訓練の成果を試すような仕事とをもつという航路——**それこそ理論的でなく、実践的な教育の《真の》改革なのです**——に入れば、**女性はふたたび調律された楽器のように鳴りだし、生活は充実し、仕事とそれをやりとおす手だてとを発見して身につけてしまう**でしょう。▼8（ゴシック体は筆者による。以下同）

これは『著作集』所収の「カサンドラ」からの抜粋だが、〈理論よりも実践につながる教育の改革〉が強調されている。先に引用した「学園によせて」の冒頭にある〈斜めに立たされている十九世紀の女性たちの問題〉と関連した内容であり、三人称による呼びかけになっている。私小説風の「カサンドラ」では、この部分が次のように論じられている。

……当時の私は、アヘンか小説に浸って生涯を過ごした人のように疲労困憊していた。もう動く気力すらないほど消耗していた。

もし人が、充実した興味深い人生に繋がるような一連の活動に参加し、その仕事にふさわしい訓練を継続して受けたなら、仕事をすることは訓練の成果を試すことになるだろう。**これこそ実用的な訓練の理想。これは理論的な教育とは違う。その意味で私は鍛え直された。自分のなすべきことを成就し、人生に満足し、知識欲と行動欲も満たされ**

た。私は自分のなすべき仕事をみつけ、それを実行する手段を得たのだから。[9]

この部分の主語は一人称の「私」、つまりナイチンゲール自身である。執筆時の自分には知識欲と行動欲が満ち、すべきことそのための手段を発見したと述べている。両方の「カサンドラ」のゴシック体部分を読み比べると、ほぼ同じ内容であることがわかる。

二つの「カサンドラ」を比較すると、このようにほぼ同じ意味内容が同じ順序で構成されていることがわかる。筆者がナイチンゲールの女性論を組み立てるに際して、『著作集』の「カサンドラ」から引用した四十三か所が、私小説風の「カサンドラ」においても同じ順序、かつほぼ同じ内容で展開されていることを確認した。表現に微妙な差異があるにしても思想的な骨子はほぼ同じであると判断できる。したがって、私小説風の「カサンドラ」の中には、すでに論説風の「カサンドラ」がそっくり保存されていると考えるべきである。

「カサンドラ」と「学園によせて」の過渡的性格

ナイチンゲールが看護団を率いてスクタリの兵舎病院に到着するのが一八五四年一一月である。

それまでに、一八四六年にはカイゼルスウェルト学園の年報を入手し、一八四七年一〇月からはブレースブリッジ夫妻[★2]のローマへの旅に同伴し、革命に渦巻くヨーロッパに半年間滞在する。[▼10] さらに一八四九年にはモンクトン・ミルンズ[★3]の求婚を断り、同年秋からブレースブリッジ夫妻のエジプト旅行に一八五〇年八月まで同行し、この帰途、カイゼルスウェルト学園に二週間の初回訪問を果たす。

翌年の一八五一年には、のちの宗教的思索に影響のあったアーサー・ヒュー・クラフ[★4]と出会い、同年七月に再度カイゼルスウェルト学園に三か月間滞在し研修を積む。そして同年「カイゼルスウェルト学園によせて」と題した初めての報告書を匿名で出版し、翌年の一八五二年には小説「カサンドラ」を書き下ろす。一八五三年にはロンドンのハーレイ街(Harley Street)にある淑女病院(Institution for the Care of Sick Gentlewomen：メンタルを病んだガヴァネス[★5]の多くが入院している病院)の看護監督に着任し、初めて病院の管理運営に参画している。

ナイチンゲールが学園の年報を入手した一八四六年からスクタリに着任する一八五四年までの九年間(二十六〜三十四歳まで)が、本人も自覚するように目まぐるしく彼女を鍛え上げたことになる。この間に「学園によせて」と「カサンドラ」の論稿が執筆されたとするならば、両稿のなかにどのような意味を見出すことができるのだろうか。

「カサンドラ」と「学園によせて」にみられる理論的、実践的な高揚の中に、ナイチンゲールをクリミアへと向かわせる基盤が形成されていることに気づかされる。そして、これらを象徴するテーマとして、ナイチンゲールは女性論の骨子を確立したのである。自身の反省と省察を経て、十九世紀に生きる女性に対するメッセージへと結実していくのである。

「カサンドラ」にみられる女性論に関する摘要

情熱、知性、倫理的積極性の三つの内在性と社会、政治、宗教への参加

「カサンドラ」一章では、女性について社会に三つの問題が提起されている。

第一に、「女性は情熱（passion）、知性（intellect）、倫理的積極性（moral activity）という三つの徳を兼ね備えていながら、なぜ社会においてその三つのうちのどのひとつをも生かせられるような場所を見つけられないのでしょうか▼[11]」と自問しながら、この原因を「男性がつくり出して女性が受け入れてきた因襲的な社会▼[11]」に求めている。因襲に拘束された家庭にいる婦人が、娘に対して情熱を持ち合わせてはならないと訓育する日常生活は、さながら「偽善の茶番劇▼[11]」であるとさえナイチンゲールは揶揄する。このような娘と婦人たちの日常生活の記述にあたって、ナイチンゲールは、自身の思想と行動の飛躍に対して執拗に干渉し続けて

★2 セリーナ・ブレースブリッジは芸術家、医療改革者、旅行作家で、もともとはナイチンゲールの母親の友人だったが、のちにナイチンゲールとも親しくなった。夫のチャールズ・ホルテ・ブレースブリッジはギリシャ解放運動にかかわった人物。ナイチンゲールは夫妻とともにたびたびヨーロッパ旅行に出かけている。クリミア戦争中、セリーナはナイチンゲールの管理アシスタントを務めるなど、生涯を通してナイチンゲールを支え続けた。

★3 十九世紀イギリスの政治家で詩人・作家。ナイチンゲールの求婚者だった。

★4 十九世紀イギリスの詩人。ナイチンゲールの従姉妹と結婚した。ナイチンゲールの忠実な秘書を務めた。

★5 住み込みの女性家庭教師。上流家庭の子女を教育するために雇われた。詳細は49ページを参照。

きた家族のことを回想していたことは容易に想像できる。茶番劇に一人取り残された娘は、語り合う友を現実の中にではなく空想に求めることを余儀なくされ、「精神的な断食をしたり、倫理的に自らを鞭打ったり、知性の苦行の衣を身にまとったり[12]」しながら、空虚な人生を魂の苦しみによって癒すこと以外に道は残されていない、とさえナイチンゲールは言いきる。

第二に、娘を取り巻くこのような閉塞した状況の中で「社会が《女性は》求めるはずがないと宣言し、私たちも強いて求めることのできない関心をどのようにしてひき起こしたらよいでしょうか[13]」と疑問を投げかける。幾度となく精神的危機を乗り越えながら、女性の情熱的、知的、倫理的積極性の高揚に関するナイチンゲールのテーマは、色褪せるどころか、ますます鮮明になっていく。

第三に、女性に権限がない現状では「もし男性と女性とが共に社会、政治、宗教そして人生の問題の核心のどれにでも近づいたとしたら、それはいわゆる『行き過ぎ』だといわれます。……（中略）……そんな勝手なことがあってよいものでしょうか![13]」と憤りにも似た気持ちで反問している。時代をリードする知識人のサロンにおいて、ナイチンゲールは社会、政治、宗教的議論に臆することなく参加する一方で、因襲的な社交界における女性のあり方の狭間で深く心を痛めていたことがうかがわれる。

これらの問題提起はいずれも、ナイチンゲール自身がこれまで経験してきたことであることは、彼女の生涯を紐解けば了解できることである。

女性の知的欲求を阻む物理的障壁

「カサンドラ」二章では、情熱、知性、倫理的積極性という女性の三つの特質が因襲的な慣習の厚い壁を前に、抵抗する勇気も服従する勇気もないまま挫折を余儀なくされている女性の現状、そして彼女たちの抱え込んでいる問題の根源を、「社会の歴史全体から文明の現在のあり方[14]」にまで求めながら、次のように強調する。

女性が知的欲求を満たし難いのは、倫理的、精神的な困難さにあるのではなく、刺激、訓練、時間に関する物理的困難さにある、と。また、女性には子どもに乳をやることを除いては、邪魔をしてはならないほどに重要な仕事があるはずはない、という誤った考えに迎合するように、当の女性たちの中にも知的職業は単なる利己的な楽しみごとであると考えることに慣らされてきたこと、そして女性の側にも、この問題を省察しきれない主体的な弱さがあることも指摘せざるを得なかった。

さらに、既婚女性の場合は知的欲求の充足に関して娘たちよりも悪い条件下にあり、仮に「自分の時間を少しでもつくれるならば、手足の一本くらい折れてもいいとさえ思っている[15]」ほど、知的欲求を満足させるために必要な知的、社会的な刺激と訓練が認められず、無為、遊惰な生活を余儀なくされていること、一方、婦人たちは「幼い時から、いついかなる時でも人のために快く手をあけられるようでなければ、間違っている、ひねくれている、（偉大な主となる）『女性の使命』のはきちがえだ[16]」と、娘たちに訓育せざるを得ないため、当の娘たちも真に自らの人生を生きる力を育むことができないという悪循環の状況にあると説明する。

女性の兼ね備える三つの特質を社会の中に実現しようとする際、因襲の厚い壁を前に、特質を麻痺させてしまうことよりも、それを全面的に発揮することに伴う苦難と苦痛による癒しを求めよと大胆に訴える。「努力すること一〇〇回、そして波にのまれてもよいのです。そうすれば人は新しい世界を発見するでしょう。磯辺に無為に立ちつくすよりも新世界への道を先触れしながら波にのまれて死んだほうが一〇倍もよい……。[14]」

娘たちと婦人の無為、遊惰な生活に奥深く沈む苦悩を分析するナイチンゲールのペン先は、読者に彼女の青年期までの家族をめぐる葛藤の一つひとつを想い起させる。

女性が必要としている真の教育

「カサンドラ」三章でナイチンゲールは、女性が揺るぎない熱情に満ち、風に逆らって飛ぶ小鳥のように真っ直ぐ目的に向かう人生を歩むには、家庭は「不滅の精神の発展する場[17]」としては狭すぎるとして、女性にとっての家庭生活に厳しい視線を向ける。ナイチンゲールが執拗に〈狭い家庭生活〉を問題とするのは、家庭が因襲的な義務と習慣を女性に課し、彼女に備わった資質や才能を眠らせてしまうからなのだという。

疲れはて、望みがかなえられず意気消沈して、意志の源泉も枯れてしまい、自分の義務がいったい《どこ》にあるのかさだかにわからなくなったとき、本分と考えていた知性を放棄して、堅く閉ざされた窓のよろい戸のすきまから月をちらりと見るのと同じように、知性を遠く離れたものとして見るようになってもなんの不思議がありましょうか。[17]

家庭がなぜ、本来の姿からこのように隔たったものになってしまうのかという疑問に対して、ナイチンゲールは次のように答える。因襲に拘束された家庭が「人々のもつもののため《ではなく》、人々がそうなりたいというもののため《でもなく》、家庭自身が人々を家庭の必要のために[18]」手段として機能するからであり、これによって家庭自身が主体であるべき個人の生活を破壊してしまうからだと。

しかし、幸いにも女性は「倫理的積極性のゆるぎない、うわべに流れない慈善の大きな世界[19]」を内に秘めているので、問題とすべきは「『パンを《どこへ》投げれば』よいのか、またそれがはたして『パン』で《ある》かあるいは石なのか[20]」を見極めるための「継ぎはぎ細工のような経験でなく、系統的で組織的な経験[20]」をどのように準備したらよいのかということにあった。

系統的で組織的な経験を駆使し、満ち足りた興味深い生活と、仕事に対する訓練が常に行われ、その訓練の成果を試すような仕事を実行するならば、「女性はふたたび調律された楽器のように鳴りだし、生活は充実し、仕事とそれをやりとおす手だてとを発見[21]」するに違いないと、ナイチンゲールの確信は揺らがなかった。

このためには、「理論的でなく、実践的な教育の《真の》改革[21]」が、すなわち「人々を

《教えられるように》自分たちに教えてくれる教育[20]」、学ぼうとする者を教え導くため「人間の精神の法則とその応用の仕方[20]」に関する精神の科学を提起するに至る。
一八四〇年のイギリスをhungry crisis forties（飢餓の四〇年）というように、ナイチンゲールは以上のような女性の思想状況を《思想、倫理的積極性の餓死[21]》とまで称しながら、女性の問題状況を深刻に掘り下げていく。

フェアかつヒューマンな人間関係

「カサンドラ」四章は、真の意味での男性と女性の結びつきやかかわり合いという問題をめぐって展開されている。

男性と女性との意志疎通〔結婚〕──それはなんと軽々しくて、また尊敬に価しないことなのでしょう！《それを》女性の真の天職、女性のすばらしい仕事だとよべるでしょうか。……（中略）……真の結婚──深遠なる結合、男性と女性がそれにより互いにひとつの完全なる存在となるもの──おそらくこれは、現在地球上には存在していないでしょう。[22]

ナイチンゲールは愛情の存在基盤とその培うものを、「二人の自己存在の深みへおりて、そこで二人が発見したものをひきだして比べてみること[23]」と理念づけ、「お互いに何かを一緒に《行なう》ためにこそ相まみえたのであったなら、真の結合を本当にかたちづくることができる[24]」と結論づける。

人間対人間の真のかかわりの中に愛を求めようとする、ヒューマンながら厳しい態度であるといえる。ナイチンゲールがこの文章を綴る際、脳裏にはすでに過去のものとなったモンクトン・ミルンズへの敬慕があったかもしれない。こうした男女関係のあり方にとどまらず、ナイチンゲールはイギリス政府の中枢や医療、宗教、労働者各界の著名人との知己も多い。男性だらけの政治社会にありながら、彼らとの協力・連携関係を構築できた背景には、人間関係においてフェアかつヒューマンな思想的態度があったからだと考えられる。

十九世紀の女性たちへの呼びかけ

「カサンドラ」五・六・七章でナイチンゲールは、家庭、結婚、日常的な葛藤に関する女性の内面的な個別性から、男性に隷従しない〈十九世紀の女性のあり方〉へと筆を進める。

ナイチンゲールは十九世紀の女性のもつ主体的弱さを十八世紀の女性に比べ「内面的に発達した面と外に現われた面（思索的生活と行動的生活［筆者注］）の統一[25]」に欠けることにあると分析する。そして、この主体的弱さを克服するには「私たち人類は女性たちにこの倫理的積極性を実践する種々な手段を与えなければなりませんし、知性をさらに高めたり、活動の領域を拡げたり[25]」しなければならないと説く。

十九世紀の女性は「……無限の翼を恵まれ、それで天地を自由に飛びまわることができるかのように見え[25]」ながらも、「それを使おうとすると彼女は石に変えられてしまい、足は地面に根をはやし青銅の台座に鎖で縛られてしまう[25]」ことのないように、単に熱望するのではなく、活動するところから思考を産み育てる態度が必要であると強調している。また、この活動は「……善いものをどこまでも追求し、大きな目的に一心不乱に従事し、優れた理想と高邁な感情に対して共感する気品ある計画[26]」のもとに実行されることを願い、最後に女性たちに対して次のように訴える。

目覚めなさい、母親たちよ、眠っている母親たちよ、お目覚めなさい。[27]

女性たちが赤ん坊を養育したり、家をこぎれいにしたり、立派な晩餐や、楽しみなパーティをしたりする「〈いこい〉の家庭生活」以外に何か別のことをまさに女性が行なわねばならないときがここに来たのです。[28]

「カサンドラ」の摘要を通じて、確かにナイチンゲールの女性論がその中に構成されていることを確認した。同時に、哲学的な思索から構築されたものではなく、ナイチンゲールが自身の看護を求め続けた三十四歳までの理論（思索）と実践（活動）の統合に伴った苦悩と苦闘の所産であることを明らかにした。スクタリに着任する直前まで続けられた作業であり、これがなければナイチンゲールの姿をクリミアに見出すことができたかどうかわからない。

以下に、こうしたナイチンゲールの女性論に対する批評を検討しながら、ナイチンゲールの女性論を再確認する。

憤然と徘徊する足音を聞きながら

以下に引用したのは、ナイチンゲール看護婦養成学校が開校された一八六〇年から二十世紀初頭にかけて、イギリスにおける看護史を分析したイヴァ・ガマーニコフの論文からの引用である。ここにナイチンゲールの女性論に対する評価が述べられている。

フローレンス・ナイチンゲールは、彼女の書き残したものの中で、良い女性は良い看護婦であるという等式をしばしばくり返した。彼女はそれを前面に押し出して、看護婦応募者を選定し、将来の看護婦を養成し、患者との間に職業上の関係を確立し、看護能力の職業上の範囲を明らかにするための、中心的基準にした。一八八二年に彼女は「良い、知的な女性になることなしに、良い、知的な看護婦になることはできない」と書いた。また、ラスボーン著『教区看護の歴史と進歩』の序文に、彼女は「良い看護婦は同情的洞察を備えた良い女性でなければならない」と述べた。このようにナイチンゲールは、看護職と女らしさの間に密接な関連が存在することを主張し続けた。その場合の女らしさとは、女を男から区別する道徳的資質の特定の組合せによって定義された。ナイチンゲールによれば、看護職の改革が成功するかどうかは、教育や訓練によるよりも、「女らしい」性格を涵養することにかかっているのであった。[29]

ガマーニコフによるナイチンゲール理解と解釈に触れたなら、誰もがナイチンゲールが自室を憤然と徘徊する足音を聞くことになるだろう。この足音を聞きながら、ナイチンゲールがスクタリ兵舎に赴く直前の活動を紐解くことから始めよう。クリミア半島から帰還後の一八六〇年、『思索への示唆』の第二巻補章に女性論の骨子が集約されている「カサンドラ」を収め、私家版として出版しようとした理由がわかってくるはずである。ガマーニコフへの反論はそれからとする。

ガヴァネスとナイチンゲールの出会い

ナイチンゲールの本格的な看護への歩みは、ハーレイ街の淑女病院再建から開始される。カイゼルスウェルト学園と出会い、そして「カサンドラ」の執筆を契機に、理論的、実践的に整えられたナイチンゲールを待っていた最初の活動であった。この活動に踏み出す過程とてスムーズなものではなかった。淑女病院再建の監督職に就くナイチンゲールは、これまでの苦悩と苦闘に別れを告げ、自身の生活を思索と実践が統合された自立の方向に定めていた。

ここでナイチンゲールと淑女病院とのかかわりを取り上げるのは、再建事業が彼女の最初の社会的活動であったばかりでなく、淑女病院に入院しているガヴァネスたちとの出会いが、彼女の女性論にとって特別な意味をもっていると考えるからである。

ガヴァネスとは、パーフェクト・レディー★6を目指すように養育されながら、一族の経済的な理由で無為、遊惰な生活の道からいっきょに社会の荒波に投げ出され、自ら経済的基礎をもち自活しなければならなかった女性たちである。彼女たちは中流階級の女性として最低限のジェンティリティー★7を維持でき、かつ有給雇用により給与生活ができるガヴァネスを職業として求めたといわれる。▼30ガヴァネスはアパー・ミドルクラスの子女にレディーとしての素養と教養を身につけさせるため、住み込みの家庭教師として雇用されるが、一件の求人に一四〇人の求職者が殺到するほど供給過剰の状態にあったと言われる。したがって多くのガヴァネス志願の女性たちは求人からあぶれ、また雇用されても不安定な雇用関係や自身の落ちぶれた境遇、住み込み先での複雑な人間関係に悩み、特に若いガヴァネスの中には心因反応などの精神疾患に陥るものもいたと言われている。▼31

★6　「パーフェクト・レディー（完全な淑女）」とは、生活のための労働はもちろんのこと、家事使用人を雇うことで家事からも解放された存在である。
★7　「上品さ」という意。ヴィクトリア朝では、中流階級の人々は自分より上流の生活様式を模倣することで、自らの社会的立場の立派さ（リスペクタビリティ）を示そうとした。

そもそも淑女病院は恵まれない境遇にあるミドルクラスの女性たちの療養施設で、ずさんな管理のため経営危機に陥っていた。収容されている患者の大半がガヴァネスで、彼女たちは身も心も病み、疲れ果て淑女病院に収容され、ここで患者としてナイチンゲールに出会い、ナイチンゲールも病院再建の責任者としてガヴァネスたちと出会うに至る。ナイチンゲールはこの出会いを次のように語っている。

患者は主として婦人家庭教師たちで、私がいた頃は、そのほとんどが必ずといっていいほど心因反応か癌でした。そして前者に属する患者たちの世話をしている時に、私はとても奇妙な体験をしたのです。精神病者も一度ならずお世話しました。英国において教養ある女性（むしろ中途半端に教育を受けた女性というべきでしょう）が置かれている惨めな立場に対して私が抱いている深い同情の気持は、あの病院にいる間に培われたものだと思います。[▼32]

ナイチンゲールがガヴァネスたちとの出会いを通じて想うものはいったいなんだったろうか。この疑問に答えるには、ナイチンゲールはあまりに言葉少なである。「奇妙な体験」「深い同情の気持」という言葉の奥に秘められた想いは、先の引用に続く次の一文から推し測ることができる。

しかし今の私は二度とあそこの仕事を引き受けたりはしないでしょう。やるならもっと根源的なところから手を付けたいと思います。[32]

ナイチンゲールはガヴァネスの心の病や死の恐怖一つひとつに耳を傾けながら、自身のかつての苦悩や葛藤を反芻していたのではなかったろうか。「人生三一年目にして、私の望みはただ死のみ[33]」（一八五一年一月の私記）と記して以降、「カサンドラ」を執筆することによってようやく自家撞着的な自己史を総括したのはつい先頃のこと。そして、今ようやく「自分を生かすためには、たとえわずかなりとも、自ら何かを掴まなければならぬ。何かを、自分の手で掴みとらなければならぬ。それは与えられるものではない[34]」（一八五一年六月の私記）と心に決め、行動する者として自立の方向を決めたナイチンゲールは、ガヴァネスたちの苦悩の中に佇むわけにはいかなかったに違いない。むしろ、ガヴァネスたちの社会的、経済的、精神的苦悩を自らのこととして受容すればするほど、ナイチンゲールの行動（実践）の歩みは速まらざるを得なかったはずである。

西村貞枝氏は、運動の主体をアパー・ミドルクラスにおいたイギリス・フェミニズム運動の特殊性に鑑み、その主要な動機を「一部上層の女性のなかに存在した貧困の問題」の中に、すなわち「みずからの社会的身分をなんとかして維持しなければならなかった貧窮ジェントルウーマンの内部」に見出している。そして、彼女たち固有の社会的・経済的苦悩を背景にもつガヴァネスを描き出すことで、イギリス・フェミニズム運動の底流の理解を示している。[35]

この知見は、ガヴァネスという歴史的な女性群像と、「カサンドラ」の中に女性論を確立したナイチンゲールが出会う象徴的な場面を示唆している。

ハーレイ街はイギリス・フェミニズム運動の歴史に大きくかかわった通りである。ここに居を構えたナイチンゲールを深く支配した思いは、「いったい自身には何ができるのか、どこまでできるのか」という実践的な苦悩だったに違いない。以後、ナイチンゲールは自身の女性論の追究を論にではなく、行動と実践に求めたはずである。「やるならもっと根源的なところから手を付けたい」と、淑女病院再建事業を通じたガヴァネスたちの救済活動から、さらに一歩実践の足を踏み出す覚悟が定まったのである。淑女病院再建事業への従事が、スクタリの兵舎病院につながる扉を開いたのである。

ナイチンゲールによる「カサンドラ」と近い時期に発表されたラスキンとJ・S・ミルによる二つの女性論を取り上げ、ナイチンゲールの女性論を相対的なものにしようと思う。

ラスキンの女性「従属」論

ジョン・ラスキンの『ごまとゆり』（一八六四年の二回の連続講演）のうち、第二講の「ゆり」はレディーを前に行われた講演で、女性の本性、教育、家庭での任務およびレディーらしさをテーマとしている。

男性の使命・権利と同等なものを女性にも認めようとする立場や、自分の弱さを主人の被護のもとにおく代わりに、主人に対する思慮抜きの奴隷的服従の義務を負うとする立場のいずれにも反対し、ラスキンは「女性の真実の恒常的義務[36]」を平等的でもなく奴隷的でもない調和的な女性のあり方としてとらえようとする。

ラスキンは女性の本性を、男性の「積極的・進取的・守護的[37]」本性とは対照的に、「気持ちの良い秩序・整頓および決定[37]」にあるとし、むしろ男性に対して補完的な女性の本性を主張する。したがって、家庭は男性の平安と避難の場所として「疲れた地にある大きな岩かげ」「荒海のファロスの灯台の光[38]」であり、女性はその統治者であると位置づけられる。また、女性は「自我の羽を伸ばすためではなくて自我を捨てるため、つまり、夫よりも高くとまるためではなく、夫の横からけっして離れることがないように[38]」「控え目な奉仕の情熱的

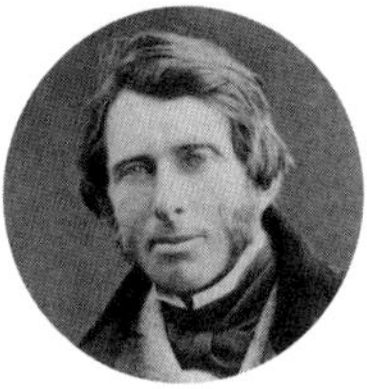

ジョン・ラスキン
John Ruskin, 1819-1900

19世紀イギリス・ヴィクトリア朝時代を代表する美術評論家、社会思想家。
ロンドンの富裕な商人の家に生まれ、優れた美術、建築に接して育つ。オックスフォード大学を卒業後、画家ターナーの作品を擁護する『近代画家論』を発表し、美術批評家としての地歩を固める。ウィリアム・モリスやラファエロ前派の芸術観に感化を与えるとともに、美術批評の枠を超えて社会に大きな影響を及ぼした。

なやさしさ——つまり女性の真実の融通性——を手段とする」[39]賢明さが必要であると説く。

そして、このような職分に女性を適応させる教育の質を次のように定める。女性に必要な知識は「知識そのものとしてではなく、つまり、まるでかのじょがもの知りになるための対象物みたいなもの……ただ感ずること・判断することの対象」[40]としてのみ認め、中でも神学上の議論こそ女性にとって最も「危険な学問」[41]であるという。つまり、女性に必要とされる教育とは「生来の思想の鋭さ、機知の敏捷さに忍耐・真摯という属性を付加するように……いつも高雅で純粋な思想領域のうちにいるように、もくろまれるのが良い」[42]とされる。これは取りも直さず、「夫の識見は基本的・進取的でなければなりませんが、妻のそれは、日常の有益な用にむく、一般的で完成したもの」[43]でよしとする「夫との調和論」に基礎づけられている。

以上がラスキンの「女性論」の骨子であるが、女性は男性の奴隷ではないにしても、補完的な属性としての職分を知らなくては、男性と調和的な彼女自身の人生の目的を見出すことはできないという理念が貫かれている。この理念はナイチンゲールの女性論とはかなり隔たっており、むしろ互いに相容れない内容である。これは男性による女性論であるためではなく、イザベラ・ビートン夫人による『家政読本』★8（一八六一）の中にもラスキンとほぼ同様に、女性は男性の避難所である家庭を預かるものであるという女性論を知ることができる。[44]

この時代、知的女性の生き方をめぐってホットな議論があったようである。女性が家庭内にその本性を求めるべきか、それとも社会的の中に求めるべきかの議論は、前者が優位に行われたことは推測に難くない。ナイチンゲールの女性論を女性にとっての結婚、家庭のもつ意味や必要とする教育等について厳密に構成するならば、アパー・ミドルクラスの知的女性たちの多くはもちろん、せわしなく論ずるフェミニストたちの思潮とは調和できない内容がある。女性論を論の問題としてではなく実践（行動）の問題として、自身の内的変革の問題として、後戻りできない覚悟を携え、惨状渦巻くクリミアの中に自らを投じようとするナイチンゲールにとって、ピクニックの日傘の陰やパブでの議論で行われた女性論を相手にする余裕などなかったのではないだろうか。

ラスキンの女性論は調和を説きながら、男性の属性に抵触しない「優雅な従属性」を女性に強いる結果となった。次に、ナイチンゲールの「カサンドラ」をエドウィン・チャドウィック★9を介して間接的に受け取っていた▼45とされるJ・S・ミルの女性論に移ろう。

ミルの女性論とナイチンゲール

このような議論の中、ジョン・スチュアート・ミルによる『女性の解放』（一八六九）が出

★8　著名な料理著作家イザベラ・メアリ・ビートンが書いた『ビートン夫人の家政読本（Mrs. Beeton's Book of Household Management）』は、中産家庭の主婦のために家政の心得を説いたもので、大ベストセラーとなった。

★9　十九世紀イギリスの社会改革者。救貧法改正や公衆衛生法の制定に携わった。本書82頁も参照。

版される。この書は、女性の政治的、社会的な隷従を歴史的に分析し、女性の社会的な解放を論じたものとして有名である。ごうごうたる非難をもって迎えられたこの書をもって、イギリスのフェミニズムの陣営は、女性の政治的自由を勝ち取る運動の心強いイデオローグとしてミルを迎える。本稿にはミルの女性論全体を論ずるところに目的はない。ナイチンゲールとのかかわりにおいて、触れておきたい以下の三点に言及するにとどめたい。

「カサンドラ」に対するミルの評価

第一に、第二巻補章に「カサンドラ」を収載した『思索への示唆』が私家版にとどまった経緯にミルが深くかかわっていたということである。一八五九年末に『思索への示唆』が私家版として印刷された翌年、ナイチンゲールはこれを匿名で多くの友人たちに届けている。

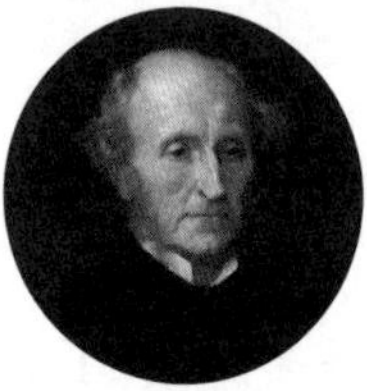

ジョン・スチュアート・ミル
John Stuart Mill, 1806-73

イギリスの哲学者、経済学者、社会批評家。幼少期より父ジェームズ・ミルから英才教育を受ける。父の友人だったベンサムの功利主義に強く影響され、「功利性の原理」において、人間的快楽を生み出す限り、その行為は正しいと判断することができるとし、正義の根拠を人間関係のうちに位置づけた。

また、男女平等論者としても知られ、著書『女性の解放』の中で、女性が不当な差別のもとにあることを指摘し、男女差別を解決することが近代社会の自由にとっての実質的な条件の一つであると主張した。なお、『女性の解放』は妻であるハリエット・テイラーとの長年の議論を集約したものである。

主著に『経済学原理』『自由論』『功利主義論』などがある。

信仰をめぐってナイチンゲールの議論の相手になっていたベンジャミン・ジョウェットや★10
A・H・クラフらは原稿の練り直しを要請するが、ミルは「私はこの本がなくとも、現存の誰よりも広く世間から敬愛されているナイチンゲール女史を讃える者のひとりです。……私は大いに賛成です。……多くの点で私の考えはこの本と一致し、心からの共感を覚えます」▼45と高く評価している。

ミルのナイチンゲールに対する共感の深さを、『女性の解放』の以下の部分に発見できることは大変興味深いことである。

ある有名な女性が、その著作のなかで――それが近く出版されることを私はまちのぞんでいる――女性のすることはみな半端な時間になされたものだといっているのはまことに真であろう。はたしてそうであるならば、不断の注意を必要とし、かつ生涯の関心の大半を集中しなければならないような事柄において、女性が最高の栄誉を担いえないとしても何の不思議があろうか。哲学とはそういう事柄である。とりわけ芸術はそういうものである。こういう仕事には思想と感情とのすべてを捧げる必要があるばかりでなく、高度の熟練をえるためには、その手もつねに練習を怠ってはならないのである。▼46

★10 十九世紀イギリスの神学者、古典学者。プラトンとアリストテレスの翻訳で知られる。生涯を通してナイチンゲールと交友をもった。

ここでいう「ある有名な女性」とはスクタリ兵舎から帰還したナイチンゲールのことであり、「その著作」とは「カサンドラ」が収載されている『思索への示唆』であると考えられる。[★11] ミルが引用した箇所は、「カサンドラ」の次の部分に見出すことができる。

男性が自分の専門職業または仕事に片手間にしか従事できないとしたら、どんなことになることでしょうか。その人ははたしてその専門職業に熟練できるでしょうか。女性たちはどんな職業においても男性に劣っていることは女性によって認められていることです。それは驚くべきことでしょうか。《女性》は《ありとあらゆること》を「片手間のうち」にしているのに。[▼47]

家事労働をはじめ雑多なことを片手間のうちに成し遂げている女性が、ひとたび一つのことに集中したときに得られる成果に対して、ナイチンゲールは絶対的な信頼を寄せている。なぜならば、ナイチンゲール自身がそのようにしてきたことだからである。このことにミルは社交辞令ではなく、真に共感できると思ったのではないだろうか。

人間と人間とのヒューマンなかかわり

第二点は、人間と人間とのヒューマンなかかわりについてである。ナイチンゲールの生涯を紐解けば、そこには様々な人々との出会いと別れが展開されている。中でも、生涯、友人というよりも同志的な絆で結ばれ、互いになくてはならない存在であったシドニー・ハーバート[★12]、B・ジョウエット、A・H・クラフらとの交友は感動的でさえある。この三人はそれぞれ十九世紀イギリスの政治、教育、神学、文学の各分野で名声を残した人物である。彼らの業績を一瞥すればそこに共通していたものは、旧態依然とした権威にしがみつくことなく、新しい「権威」を求めた思想的態度にある。

互いに支え合いながら、崇高な事業の前に最大限の自己犠牲を発揮し続けた彼らの仕事は、文字どおり生命を削ぎ落とすほど、強烈なものであった。S・ハーバートの容態が悪化したときですら止むことのなかったナイチンゲールからの政治工作に関する要請や、まるで使い走りのように働いたと言われるA・H・クラフらの姿から、ナイチンゲールの性格傾向が様々に取りざたされる。しかし、ナイチンゲールらの新しい事業に対する火の出るような情熱の陰には、事業を計画し準備する協働者間のヒューマンなかかわりがあったことを忘れる

★11　『ミル自伝』(朱牟田夏雄 訳、岩波文庫、一九六〇)によると、『女性の解放』は『代議政治の考察』とともに一八六〇～六一年に執筆された。後者の論文はすぐに公表されたが、『女性の解放』は出版時期を考慮し加筆修正の後、一八六九年に出版の運びとなる(二二九頁)。「カサンドラ」が私家版として友人たちに送り届けられるのが一八五九年末から六〇年はじめにかけて(文献▼45、六一頁)であるから、ミルが『女性の解放』を執筆する時期に「カサンドラ」に目を通し、執筆時の資料にしていたと考えることができる。なお、「カサンドラ」が収められている『思索への示唆』に対する友人たちの反響は、文献▼7に詳しい。

★12　十九世紀イギリスの政治家。クリミア戦争当時の戦時大臣。ナイチンゲールのよき理解者であり、彼女の活動を生涯にわたり支援し続けた。本書83頁も参照。

わけにはいかない。
人間と人間とのかかわりについての理念と実践は、個人の思想を映し出す確かな鏡である。この点についてナイチンゲールの態度はすでに述べたが、これと類似した思想をミルの中にも見出すことができる。

陶冶された能力をもち、同じ意見と目的をもつ二人の人間、しかもそのあいだにはもっともよい意味における平等があり、たがいにすぐれた点をもちながら、しかもその能力や才能が似かよっている、そしてその結果各々が相互に尊敬しあうよろこびを味わい、相互に導き導かれつつ向上の道をたどることができる、そういう二人の結婚がどんなに幸福なものであるか。それについては、このうえ私は説明しようとは思わない。なぜかといえば、これを想像しうる人には説明の必要はないし、それを考ええない人にとっては、それは狂信者の夢としかみえないであろうから。しかし私は、深い確信をもって、これが、そしてこれのみが結婚の理想であると主張したい。[48]

ナイチンゲールが「カサンドラ」で述べた「二人の自己存在の深み」における結びつきの思想を、ミルがテイラー夫人との間で培ってきた平等と尊敬の思想の中に再発見できることは興味深いことである。

慈善と博愛主義

第三点は、慈善と博愛主義に関することである。慈善と博愛主義はこれまでナイチンゲールの思想を代表するかのように言われ、受け入れられてきた。しかし、ナイチンゲールの著作に厳密にあたれば、これらの言葉を探し出す努力は無駄に終わってしまう。すなわちナイチンゲールの著作類には、慈善と博愛という言葉を見出すことができないのである。

一八四三年、ナイチンゲールは近隣の村々への訪問活動を通じて慈善活動の限界に深く悩み、このことが慈善活動ではない別のもっと根本的なことに向かう活動のきっかけを手にしたと理解できる。ナイチンゲールは、金銭や施し物を与える慈善活動の限界を体験上よく知っていただけでなく、政治的、社会的、経済的な可能性を厳密に計画し、慈善活動を真に組織された社会事業に高める必要性も熟知していた。ミルは同書の中で、計画されない慈善活動の危険性を次のように述べている。

資力と慈善的感情との濫用によって善い結果よりも悪い結果がもたらされるという事実は、女性の力によって無限に増大し、女性の影響力によってその勢いをましているのである。……もし女性がみずから実際に慈善計画を処理するようになれば、こういう誤りをおかすことはない。公共的慈善事業にたずさわる女性は、……（時に）あたえられた施し物やさしのべられた救済の手が道徳的に堕落させるような影響をもつことを、十分明瞭に認識する。このような女性は、この問題について多くの男性の経済学者に講義をすることもできるくらいである。これとちがって、ただお金を投げだすだけのことをして、その結果がどうなるかを目のあたりにみない女性は、どうしてその結果を予知できようか。[49]

慈善活動が女性たち自身の手で計画、組織、運営されること、すなわち女性たち自身の手による社会的経験の意義について、ミルは第一章の後半で、次のように述べている。

……社会および実生活における女性の地位にかんしてなにか実践的なことを考えるためには、そのような知識（女性がどの職業に適しどの職業に適さないかという法則を定めるだけの知識〔筆者注〕）は不要である。というのは、近代社会を通ずるすべての原則によれば、問題はひとえに女性自身にかかっている――それは、彼女自身の経験と彼女自身の能力の使用とによって決定されるべきものだからである。ある人または多数の人が何ができるか、それはその人にやらせてみるしかこれを知る方法はない。[50]

ブノワット・グルーはフェミニズムの歴史を論ずる書の中で、ミルの以上の見解の意義を、「近代的かつフェミニスト的な要求の中心思想」であり、「数多い女性の賛美者や崇拝者たちの誰一人として、この中心思想を十九世紀に考えついたものはいない」[51]と評価している。グルーがミルの中にみた中心思想は、淑女病院再建事業からスクタリ兵舎に旅立つナイチンゲールの胸中に秘められていたことでもある。〈できるかどうか、それはやってみるしかない〉と実践の足を一歩踏み出したそのときから、近代看護創設の壮大な実験事業が開始されたわけである。

一八六〇〜七〇年にかけて、教育改革、雇用促進、女性参政権の獲得を通じて女性の地位改善の運動が多く試みられるが、この間、ミルとナイチンゲールとの間に女性の社会的、政治的自由をめぐる交流が知られている。女性にも男性と同じ条件のもとに医師資格を与えよという運動支援の依頼が一八六〇年に、また女性参政権のためのロンドン国民協会の最高委員になるようにとの要請が一八六七年に、それぞれミルからナイチンゲールに行われる。当初、ナイチンゲールはこれらのミルの依頼と要請を断るが、一八七一年には最高委員名簿にナイチンゲールの名前がつけ加えられ、一八七七年にはロンドン大学医学部に女性も入学させよという請願書に署名することになる。[52]

ミルの要請とナイチンゲーの応答の間に十年の歳月を要しており、そこには両者の女性運動に関する見解の相違を感じさせる。ミルはすでに国民的英雄となっていた（いや、実はさせられていた）ナイチンゲールの社会的影響力を軽視するわけにはいかなかっただろう。しかし、実際に活動するわけでもない場所に名前だけ出す名誉職のような運動スタイルを嫌い、ナイチンゲールは貴婦人たちに交じり華やかな「舞台の上よりむしろ舞台裏での方が、良い仕事ができる[53]」と考えていた。

ナイチンゲールのこうした安請け合いしない非妥協的な態度は、決して女性解放運動に対する偏狭な政治的立場によるものではない。ましてナイチンゲールの出自が上流階級であることによる思想的な限界を証明するものでもなく、むしろ国民的英雄という評価を真に受けなかったナイチンゲールの思想と行動に関する態度とみるべきである。このこだわりは運動の道理というよりも、むしろ行動や実践のあり方としてナイチンゲールが固執していたと考えるべきで、ナイチンゲールが一貫して持ち続けた「無名性の思想」と深いつながりがあると筆者は考えている。以上のことを念頭に、ガマーニコフによるナイチンゲールの評価を検討する。

ナイチンゲーは女性に道徳的個人的特質を求めたか

ナイチンゲールの女性論は、自身の自立に向けた苦悩と苦闘、信仰や神学における態度、求められている実践上の課題などとともに語られている。単に「論」の問題ではなく、自身の生き方の問題として、クリミアに一歩踏み出し自己変革を遂げる実践課題だったのである。このことが他の思潮に同化させにくいナイチンゲールの独自性を形成しており、同時に人間的な魅力になっている。生涯にわたる思索の序章をなす「カイゼルスウェルト学園によせて」は、ナイチンゲールの思想と行動の源流になるものである。この中に含まれる女性論は、後に近代看護の指導者に必要とされる資質や態度を託した「看護婦と見習生への書簡」（以下、

「書簡」）につながっていく。ひとたび確立された女性論が、再び語るべき対象と目的を看護婦と見習生への「書簡」に見出すのである。

先に引用したガマーニコフの論文は、看護が職能として確立される過程で、ナイチンゲールを中心とする改革者たちが、保健介護人に必要な資質として医療職能間に家父長的主従関係を求めたことを論証しようとした。ガマーニコフは「カサンドラ」ではなく、「書簡」に展開されているナイチンゲールの主張を通じて、女性論を再構成しようとした。確かに、ナイチンゲールは「書簡」の中で「《優れた看護婦》であるためには《優れた女性》でなくてはなりません[54]」と明言している。なぜ「優れた女性」でなければならないのかについてすぐ後にこの理由を、「……世の中で看護ほどに、その仕事において《自分が何を為しうるか》が、《自分がどのような人間であるか》にかかっている職は、ほかにはないからです[54]」と説明している。

ガマーニコフは「優れた女性」を「女らしさ」に短絡させ、看護の深化とは、すなわち自身の人間としての深まりに依拠するという、ナイチンゲールの看護思想における女性論的基盤を考慮しなかったようである。同じ「書簡」にある次の言葉で、ガマーニコフは「書簡」に展開されている女性論の基礎を「カサンドラ」に求めなくてはならなくなる。

「女らしい」という言葉が軽蔑として用いられるとき、それはどういう意味をもっているでしょうか？　それは心の狭さ、けちな利己主義、さもしさ、羨望心、妬み、愚かなおしゃべり、心ない噂話、お世辞などをさしているのではないでしょうか。

ところで、私たちが、良い意味で「女らしく」ありたいというのであれば、これらの女なるがゆえの弱点のすべてに対して、勇敢に立ち向かって戦おうではありませんか。[55]

これらの言葉の中に、「女らしさ」の押しつけや「女を男から区別する道徳的資質」の要求があるだろうか。ちなみに、ナイチンゲールのいう「優れた女性」とは「常に進歩しつづける女性[54]」を意味したものである。ガマーニコフは先の論証を固めるために「看護婦に必要だとみなされた道徳的個人的特質の長いリスト[56]」をナイチンゲールの「書簡」等からピックアップし、次のような解釈に至る。

……それらのリストを見ると、技術的知識や熟練に関連した特質が重視されているのではなく、まず従属と人格に関連した資質（それもはっきりと、あるいは暗黙裡に従属に関連した資質や徳への言及を含む）が重視されていることがわかる。……どちらかというと看護婦が医師に従属して働くときの能力に関連した特質の重要性を明示し、熟練、有能、教育といったものに対する言及が比較的欠けていることを明示している。大切なのは人格であり、人格は女らしさと密接に関連づけられていた。[56]

ガマーニコフの列挙した「道徳的個人的特質」は六十八項目にも及ぶが、いずれも形容詞の羅列であり、それらの言葉一つひとつに含まれているナイチンゲールの真意が捨象されている。したがって、このリストを読む者にはこれらの言葉を文字面のまま鵜呑みにする自由しか残されていない。これはナイチンゲール批評として公平性を欠いており、根拠があるとはいえない。これらの特質を列挙し、家父長的イデオロギーを論証する締めくくりとして、ガマーニコフはナイチンゲールの「従属」の概念を援用する。しかし、この概念はナイチンゲールが神経質なまでに厳密に下そうとした定義の一つであり、「《私たち》が望んでいるものは、あくまでも知性にもとづいた従順であって、決して奴隷のような服従ではない[57]」と念を押している。

家庭にある女性が因襲的な慣習の中で翼をもぎとられ、自我を眠らせてしまう惨状を「カサンドラ」の中に描いたナイチンゲールにとって、「従属」についての概念は単純なものではない。ナイチンゲールは「服従」の上位概念として「規律」にも言及する。なぜ必要以上にこれらの概念を「書簡」の中で厳密に定義しようとしたのであろうか。

ナイチンゲールと彼女の協働者たちは、誰も手がけたことのない事業に取り組んでいた。「訓練された看護婦」を養成するという社会事業であり、前例のない実験事業でもあった。この事業の中でガマーニコフもいうように、ナイチンゲールは看護婦のアイデンティティを確立することも重要なテーマとした。しかし、この中で扱われた人格的資質は個々に規定されたものではなく、それらはあくまでナイチンゲールが看護という職能に託したアイデンティティに基礎づけられている。この自我との結びつきを失った個人的道徳的資質を論じても、ナイチンゲールの女性論の思想的中心に触れることはできない。

私たちは看護を通して、「世界の塩」となるよう努めなければならないのです。ところが、もし、私たちが高慢になって、看護の中に《自分自身》を追い求めるようであれば、私たちはもはや、「塩」どころではなく、パリサイ人[★13]になり下がってしまうのです。[▼58]

……規則や命令に《知性的》に従うことによって、「看護婦としての」活動の自由を享受することになるのです。そして、それによって「訓練された看護婦」の名と神の兵士の名にふさわしいことを自ら示すことになるのです。……訓練を受けた英国の女性が、もし、この命令に対する知性的な服従と、思慮深く敬虔な自制力とを合わせてもっているならば、彼女は世界でも第一級の看護婦となるでしょう。[▼59]

看護を通じて「世界の塩」となるため「神の兵士」になることを自らの任務とすることが、愛すべき看護婦と見習生たちへのナイチンゲールからの要請であった。ナイチンゲール看護団への評価が高まりつつある中で、緒に就いたばかりの事業がその道を誤ることなく、「優れた理想と高邁な感情に対して共感する気品ある計画」[▼60]の実現であり続けるために、ナイチンゲール自身が密かに自戒した言葉でもあったのである。

ガマーニコフが医療職能間の家父長的イデオロギーをナイチンゲールの思想の中に論証し

ようと焦るあまり、安易に「書簡」を取り上げ、その語り口を表層的な理解のまま拡大解釈してしまったのは大変残念なことである。ナイチンゲールの女性論の基盤を「カサンドラ」におき、スクタリ兵舎に着任する一八五四年までのナイチンゲールの思想と行動に遡及することなく、女性論を構成してしまった安直さは否めない。看護が職能として確立される過程の中に、ガマーニコフが指摘するような看護の職能に家父長的イデオロギーが論証されたとしても、その起源をナイチンゲールの思想に遡るには社会学的に無理があると言わざるを得ない。

ナイチンゲールの「書簡」は私文書という域にありながらも、その語り口には新しい職能に成長しつつある看護が備えなくてはならない、価値・倫理・意味が息づいている。十九世紀イギリスを史的背景に語られた「書簡」が、仮に現在の私たちにとって精神訓話的なお説教にしか聞こえないようであれば、その貧困さはひとえに現在の私たち自身にある。ナイチンゲールが視力を失う前年の一九〇〇年に出された一四番目の「書簡」は、次のような言葉で最後のメッセージを締めくくっている。

《看護》はもうすでにひとつの立派な専門職業になっています。訓練を受けた看護、それはもはや目標ではなく、事実となっているのです。しかしそれにしても、人間の住

★13　ユダヤ教の一派。民衆から離れ、律法を厳格に守ることを主張し、排他的形式主義の立場をとった。キリスト迫害の主動的役割を果たした。

む世界最小の島にある世界最大の都市であるこのロンドンにおいて、なんとかして、普通の《家庭》においてもこの看護が実践されることが、日常あたりまえの事実とはならないものでしょうか。[61]

一九世紀は（ある言い伝えによると）女性の世紀になるといわれてきました。その伝説の予言の、なんと真実を言い当てていたことでしょう！　かつては女性は家庭に縛りつけられた奴婢にすぎませんでした。ところが今では、女性は家庭の導き手なのです。その女性が、傲慢な「男女同権論者」となって、その資格を失うようなことのないようにしようではありませんか。「［彼のための］ふさわしい助け手」となっていさえすれば、その資格を失うことはないのです。[62]

「学園によせて」の冒頭において、十九世紀の女性の生き方を問うて五十年。『看護覚え書き』で自ら想い願う「看護」を定義し、看護を人間の生活の営み全体の中に深く社会化し、当たり前のこととする運動を開始して四十年。およそ半世紀に近い時代の急激な変化を間に挟んで綴った最後の「書簡」だが、ナイチンゲールの看護と思想の原点はむしろ清明に保たれ、色褪せるどころかますます情熱的に語られていることがわかる。たとえナイチンゲールが光を失おうとも、この原点の輝きを鈍くすることはなかったに違いない。

ところで、本書のテーマは「ナイチンゲールはフェミニストだったのか」である。これにある程度の結論を述べる必要があろう。ナイチンゲールは自身をフェミニストと呼ばれることに賛同しないだろう、というのが結論である。女性の政治的権利の獲得にはもちろん反対しないだろうが、そのことよりも政治的権限をどこにどのように使い、何を実現するのかということのほうが、ナイチンゲールにとってより重要だったように思われる。

したがって、口角泡を飛ばし政治的権利の獲得を叫び街頭を練り歩くよりも、やるべきことを山ほど抱えていたナイチンゲールは、その実現に時間と神経を集中させたかったに違いない。このことがフェミニズム運動の陣営とある程度の距離をおくことになったのではないだろうか。ナイチンゲールの側からは、フェミニストかどうかを論ずることに意味があるようには思われないが、フェミニストの側からは、ナイチンゲールをその陣営に取り込むことは、その当時も今も重要なことかもしれない。しかし、このことはナイチンゲールのあずかり知らないことであるし、筆者もナイチンゲールが説いた女性論の骨子には関心があっても、女性論一般と比較することにさほど意味があるとは思えない。女性論の向こう側にナイチンゲールの実人生を重ね合わせて理解しなければ、ガマーニコフのような誤りに陥ることになるのである。

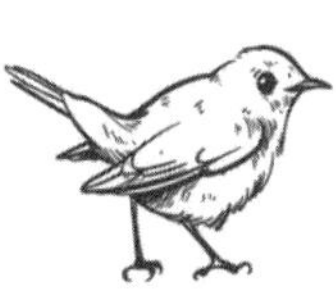

生誕二〇〇年のナイチンゲールをゾンビにしないために

本稿は、筆者がすでに雑誌「綜合看護」に発表した『カサンドラ』ノート（1）[63]・（2）[64]」を下敷きにしている。今回の発表に際し、結果として内容に修正の必要がなかったため、論文の骨子をそのまま生かしながら、随所に表記上の手直しを加え再び問うことにした。一九八四年に発表したものだから、すでに三十七年経過している。

発表当時、ほとんど反響がなく、見向きもされなかったのである。悔しいと思ったのか、この二年後の一九八六年に同じ「綜合看護」から「ナイチンゲールの『無名性の思想』――九〇秒の佇まいから」[65]を発表し、スクタリから帰還直後に撮影されたナイチンゲールの一枚の写真を手がかりに論を進め、クリミア戦争の臨場感をトルストイのセワストーポリ三部作に求め、後退前線とはいえ戦争のリアリティに晒されたナイチンゲールの体験を扱った。これにもなんら反響はなかった。何くそと思ったのか性懲りもなく、一九九〇年には「一八四八年とフローレンス・ナイチンゲール―パリ・ローマからの書簡を手がかりに」[10]を発表した。一八五一年の「学園によせて」を発表する以前の一八四八年、ナイチンゲールはヨーロッパの反乱と革命の渦中にあった。市街戦のバリケードを左右に見つつ、システィーナ礼拝堂の中央に佇みながらミケランジェロの「最後の審判」を眺め、民衆と芸術群の影響を身に受けて内面の更新をはかった一八四八年がナイチンゲールに与えた影響を探った。残念ながらこれにも反響はなく、筆者はこれまでの論文を勝手に〈ナイチンゲール三部作〉と称し、これらを書き終えた後、ひとまずナイチンゲールに関する筆を置いた。ナイチンゲールの人生と思索に関心を寄せ学び続けるならば、自然に導きの示唆が視えてくることがある。生誕二〇〇年の今ほど、この示唆が渇望されている時代はないように思われる。

その後も筆者はナイチンゲールから自由になることはなく、判断に迷ったとき、苦境に立たされたとき、「ナイチンゲールだったら何をどう考えて、どのように行動するだろうか……」と自問してきた。今回の執筆依頼が舞い込んできたとき、「なんで今さら……」という気持ちがあったせいか、編集者に「生誕二〇〇年はわかりますが、ナイチンゲールをゾンビにしてはいけないですよね」と、注文ともつかない悪態をついた覚えがある。大変申し訳なく思ったが、筆者の紙礫《かみつぶて》が空振りしてきた三十七年の想いの置きどころに困ったからでもある。

新型コロナウイルスの感染拡大に伴い、医療と看護が社会的責任に応えきれていない現状が明らかになった。医療従事者の見えない働きが表舞台に引き出され、称賛されることは悪いことではない。しかし、患者とその家族および地域の人々の健康に責任を負う医療従事者が、いまだ自己犠牲を強いられ疲労困憊している現状にどのように対処すべきなのか。コレラ、壊血病、産褥熱に向き合ってきたナイチンゲールだったら、この事態をどのようにとらえ、解決策を講じるのだろう……とまた自問し始めている。

引用文献

▼1 フロレンス・ナイチンゲール（田村 真 訳）：カサンドラ．ナイチンゲール著作集、第三巻（湯槇ます 監修）、二〇二～二四一頁、現代社、一九七七
▼2 田村 真：解題 カサンドラ．前掲書1、四八九～四九〇頁
▼3 フローレンス・ナイチンゲール（木村正子 訳）：カサンドラ―ヴィクトリア朝の理想的女性像への反逆、一～一〇一頁、日本看護協会出版会、二〇〇二
▼4 フロレンス・ナイチンゲール（田村 真、薄井坦子 訳）：カイゼルスウェルト学園によせて．ナイチンゲール著作集、第一巻（湯槇ます 監修）、三～四頁、現代社、一九七五
▼5 前掲書4、三四頁
▼6 セシル・ウーダム‐スミス（武山満智子、小南吉彦 訳）：フロレンス・ナイチンゲールの生涯、上巻、一三六頁、現代社、一九八一
▼7 前掲書2、四九〇～四九一頁
▼8 前掲書1、二二二～二二三頁
▼9 前掲書3、五九頁
▼10 鈴木美惠子、岡田 実：一八四八年とフローレンス・ナイチンゲール―パリ・ローマからの書簡を手がかりに、弘前大学医療技術短期大学部紀要、一四：二六～三一、一九九〇
▼11 前掲書1、二〇三頁
▼12 前掲書1、二〇五頁
▼13 前掲書1、二〇六頁
▼14 前掲書1、二〇七頁
▼15 前掲書1、二一四頁
▼16 前掲書1、二一四～二一五頁
▼17 前掲書1、二一七頁
▼18 前掲書1、二一八頁
▼19 前掲書1、二一九頁
▼20 前掲書1、二二〇頁

▼21 前掲書1、二二三頁
▼22 前掲書1、二二七頁
▼23 前掲書1、二二八頁
▼24 前掲書1、二三〇頁
▼25 前掲書1、二三五頁
▼26 前掲書1、二三六頁
▼27 前掲書1、二三七頁
▼28 前掲書1、二三八頁
▼29 イヴァ・ガマーニコフ（児玉佳与子 訳）：性分業―看護職の場合．マルクス主義フェミニズムの挑戦、第二版（A・クーン、A・ウォルプ編、上野千鶴子ほか訳）、一一六頁、勁草書房、一九八六
▼30 西村貞枝：ヴィクトリア時代のフェミニズムの背景―ヴィクトリア朝ガヴァネスの問題、思想、六〇一：六一～八〇、一九七四
▼31 西村貞枝：ヴィクトリア時代のフェミニズムの一考察―ガヴァネスの問題をめぐって、史林、五六（二）：八四～一一八、一九七三
▼32 前掲書6、一七五頁
▼33 前掲書6、一二二頁
▼34 前掲書6、一二五頁
▼35 前掲書30、六二頁
▼36 ジョン・ラスキン（木村正身 訳）：ごまとゆり．ラスキン モリス（五島 茂 責任編集）（世界の名著52）、二二八頁、中央公論社、一九七九
▼37 前掲書36、二四二頁
▼38 前掲書36、二四三頁
▼39 前掲書36、二四四頁
▼40 前掲書36、二四六頁
▼41 前掲書36、二四八頁
▼42 前掲書36、二五〇頁
▼43 前掲書36、二四九頁
▼44 角山 榮、川北 稔 編：路地裏の大英帝国―イギリス都市生活史、四一頁、平凡社、一九八二

▼45 セシル・ウーダム - スミス（武山満智子、小南吉彦訳）：フロレンス・ナイチンゲールの生涯、下巻、六二頁、現代社、一九八一
▼46 J・S・ミル（大内兵衛、大内節子訳）：女性の解放、一五一頁、岩波文庫、一九五七
▼47 前掲書1、二二一頁
▼48 前掲書46、一八三頁
▼49 前掲書46、一七一～一七二頁
▼50 前掲書46、七六頁
▼51 ブノワット・グルー（山口昌子訳）：フェミニズムの歴史、一二四頁、白水社、一九八二
▼52 前掲書45、二四五頁
▼53 前掲書45、二四四頁
▼54 フロレンス・ナイチンゲール（田村真訳）：看護婦と見習生への書簡．前掲書1、二六六～二六七頁
▼55 前掲書54、三九六頁
▼56 前掲書29、一一四頁
▼57 前掲書54、二七一頁
▼58 前掲書54、三六六頁
▼59 前掲書54、三五八～三五九頁
▼60 前掲書1、二三六頁
▼61 前掲書54、四五三頁
▼62 前掲書54、四五四頁
▼63 岡田実：『カサンドラ』ノート（1）、綜合看護、一九（三）：六三～七八、一九八四
▼64 岡田実：『カサンドラ』ノート（2）、綜合看護、一九（四）：五五～八〇、一九八四
▼65 岡田実：ナイチンゲールの「無名性の思想」、綜合看護、二一（一）：一七～四二、一九八六

［コラム］

ナイチンゲールをめぐる三人のオトコたち

喜多 悦子

喜多 悦子 きた・えつこ
笹川保健財団 会長
一九六五年 奈良県立医科大学卒業。一九九一年Johns Hopkins大学公衆衛生大学院特別研修課程修了、のち同大学院特別研究員。NIH/NIEHS米国立研究所／環境保健研究所客員研究員を経て、中国中日友好病院（JICA専門家）、国立国際医療研究センター、UNICEFアフガン事務所保健栄養部長、WHO緊急人道援助部緊急支援課長など、国際医療協力分野で経験を重ねる。一九八八年 日本政府よりパキスタン・ペシャワールに新設されたUNICEFに派遣。日本政府が海外の紛争地域に派遣した最初の日本人医師となった。二〇〇一年より日本赤十字九州国際看護大学教授、学長を経て、現在名誉学長。二〇一三年より笹川保健財団理事長、二〇一七年より現職。
エイボン女性大賞、厚生大臣賞、内閣総理大臣賞、外務大臣表彰受賞のほか、二〇〇六年ニューズウィーク 世界が尊敬する日本人一〇〇人に選出。
ナイチンゲール関連の論稿に「ナイチンゲールの今日的意義：開発理念の観点からナイチンゲールを読む」、日本赤十字九州国際看護大学紀要、一〇：三～三四、二〇一一がある。

ナイチンゲールは近代看護の祖とされる。異論はない。

小児科・血液学の後の国際保健の実践中に、ほとんど見るべき医療施設や技術、資材がない地域でも人々を護っている看護の力に気づいた。その後、はからずもめぐりあった看護教育で、さらに看護のもつ膨大な可能性を知ったが、日本ではそれは十分活用されていないとも感じた。以後、この興味深いが、未だに混沌としてみえる領域こそ、わが国だけでなく、世界の人々を看・護り、社会を支える重要なポテンシャルがあると確信するようになった。

ナイチンゲールに関連する書籍は、もちろん多くは翻訳本だが、どれもこれも重々しく、ため息が出るほど真面目さに貫かれている。ナイチンゲールはメモ魔であったという。最近でもまだ見つかるものがあるらしいが、すでに整理されている全容を見る気も、能力も、私にはない。イギリスの絵本を含め、かなりのナイチンゲール本、いわゆる伝記的書籍はどれもがとても生真面目な聖人君子（この言葉は男性を示すのかもしれないが）的記録で、どれを読んでも、ちょっとばかり疲れる。

確かにフローレンス・ナイチンゲールは、物心がついて以来、運命的というか、取りつかれたように、「看護」という、当時の上流階級だけでなく社会一般が認知していなかった活動に従事するための「許し」を母と姉から得るために、そしてのちには、その「看護」から病院という施設の管理、次いで設計や建築、さらに看護教育から、ほとんど形がみえていなかったパブリックヘルス（公衆衛生）という分野を開拓するために闘い続けている。

病者、傷ついた人を癒すだけでなく、戦場の病院では、字の書けない兵士に代わり、家族に手紙を書いてあげている——兵士の病苦を癒すだけでなく、おそらく貧しい農民の出であっただろう彼らとその家族までを思いやり、いたわっている。優しさの権化のような人。だが、ハードワーカーで、やはり、神がかり的にみえる。だから、伝記を読むと、ちょっとやれんなぁ、という気にもなる。この人が上司でなく、同僚でなく、スタッフにいても、皆、相当シンドイ職場であろう。ため息が出る。が、この方の魅力であろうか、また、読みたい、何かわからない魔力もある。

　いったいどんな時代、どんな社会の中で、「フロー」と呼ばれた上流階級の一少女がフローレンス・ナイチンゲールになっていったのだろうか……。

一九一八年、『ヴィクトリア朝偉人伝』▼1でナイチンゲールを取り上げたリットン・ストレイチーは、この短編的伝記で成功を収めた直後の一九二一年に、長編の伝記『ヴィクトリア★1女王』▼2を書いている。そう、ナイチンゲールの一生は、世界制覇、パックス・ブリタニカを成し遂げ、陽の沈まぬ国とされたヴィクトリア女王時代の大英帝国のそれと重なる。リットン・ストレイチーの女王本には、こんな一節がある。

　女王《わたくし》は「婦人の権利」と称するこの気違いじみた悪行愚行、ならびにそれに伴う数々の害毒を抑止するために、弁舌に巧みな者、筆の立つ者を総動員してほしいと思います。こうゆうことにか弱い女性が熱中して、女らしい気持、たしなみをすっかり忘れているありさまです。▼3

こんな時代だったのだ。だが、女王は、戦場からのナイチンゲールの報告を自分にも提出することを求め、のちに、軍の医療制度改革に取り組み始めていたナイチンゲールがスコットランドのパルモラル宮で拝謁した際には、当時の陸軍大臣パンミュア卿にこう書いている。「ミス・ナイティンゲールにはあなたも感謝し、感服するでしょう。きわめて明晰な、優秀な頭脳、飾らぬ、謙虚な態度……」。[4]

女性には、守るべき掟、従うべき社会通念があった時代を超えていたナイチンゲールとかかわった中で、気になった三人の男性について書いてみる。（ナイチンゲールをめぐる男性というとJ・S・ミルを省くことはできないが、ミルについては本書の他項を参照いただきたい。）

父、ウィリアム・エドワード・ナイチンゲール（一七九四年二月一五日〜一八七四年一月五日）

一八五六年、クリミア戦争から帰った後、ナイチンゲールはヴィクトリア女王に拝謁の機会があった。スコットランドのパルモラル城に伺候《しこう》するに際し、父は、スコットランドまで同行したものの、早々にリー・ハースト（ナイチンゲール家の自宅）に帰ってしまう。体調が良くなかったとされているが、女王拝謁という晴れがましいことを避けたい気持ちがあったのではなかったかと思う。

★1　十九世紀、強大な海軍力と国際金融支配によって最強の資本主義帝国を誇った大英帝国の姿を比喩した「ブリテンによる平和」を意味するラテン語。かつてローマ帝国が属州を支配して大帝国を建設し，「パックス・ロマーナ（ローマの平和）」と称したのになぞらえている。

ウィリアムは、幼少期に金持ちの大叔父の遺産を引き継いだ後、当時の上流階級の典型的女性であったフランシス・スミスと結婚し、二年に及ぶ長い新婚旅行の間に二人の女児を得る。十九世紀、ヴィクトリア女王時代……栄華を満喫していただろう上流階級の一員だったが、この方は、シャイで、学究肌で、ひたむきな方であったようだ。女の子にも学問を仕込もうとした。一人は拒否したが、ナイチンゲールは父以上に学問に没頭した。もし、ナイチンゲールに兄弟がいたら、どうであったか……。のちに、戦場に出かけることになんのためらいももたず、むしろ、使命と考えるような人間――父には、この娘は保護されるべき弱き女性ではなく、自分以上に理性的な人間であったのだろう――に育ったことを、この父親は、内心、誇らしく思っていただろう。早くから娘の信念をしっかり受け止め、理解していたからこそ、最初にナイチンゲールが、ハーレイ街の慈善施設で働くことになったときにも、惜しみなく多額の資金を提供したのであろう。

社交的で古典的で、たぶん何もかもご自分の思うようにしたい奥方とはかなり異なる、やや学究肌の父のことは、どの本にもあまり詳しくは書かれていない。しかし、この父娘の関係については、もっと知りたいと思う。

サー エドウィン・チャドウィック（一八〇〇年一月二四日〜一八九〇年七月六日）

チャドウィックは、知る人ぞ知る社会改革者であり、世界で最初に福祉の政策をはかった人でもある。のちにはサーの称号を得るが、若いときは貧乏な弁護士であったらしい。たまたま功利主義の創始者、「最大多数の最大幸福」で高名な哲学者ジェレミー・ベンサムの目に留まったことで、世に出たともいえる。

チャドウィックは、「疾病の原因は貧困である」とし、それは生活環境の改善で予防できるとの考えを打ち立てたことで、初期のパブリックヘルス（公衆衛生）を発展させたともいえる。しかしチャドウィックは、パブリックヘルスは工学の一部で、大金をかけて都市を浄化すべきとの信念が固く、医師や政治家だけでなく住民からも毛嫌いされてしまっていた。

ナイチンゲールとの絡みはあまり直接的ではないが、政府がスクタリに送った衛生状態の評価チームへの影響や、何もかもを治療の専門家である医師が先導することへの反発心や、健康と生活を中心に考える姿勢は共通している。チャドウィック失脚後のパブリックヘルス的活動をナイチンゲールが担っていることから、二人の連携がもう少しあったら……と思う。

男爵シドニー・ハーバート（一八一〇年九月一六日〜一八六一年八月二日）

偶然のめぐり会いが人生を変えてしまった——それはお互い様かもしれないが、リーの名門貴族男爵シドニー・ハーバートが新婚旅行途上でナイチンゲールとめぐり逢わなかったら、どんな一生であっただろうか、と思う。何かで、ナイチンゲールが唯一愛した男性と読んだような気がするが、ナイチンゲールとハーバート夫妻は実に親密である。名門パブリックスクールのハーロー校からオックスフォード大学という典型的なエリートコースを経たハーバートが政治家になり、インド監督庁副長官、副海軍大臣を経て、三十五歳で戦時大臣、四十五歳で植民地大臣（二週間で離任したが）、四十九歳で陸軍大臣を務めた。彼がこのような職責に就いたことは、別の見かたをすると、ナイチンゲールを軍の医療制度改革に追いやったのかもしれない。いずれにせよ、クリミア戦争以後、このペアは一心同体だった。

幼児期の猩紅熱らしい既往から、慢性腎障害をもっていたというハーバートは、自分の健康よりも、軍の保健制度改革のための、あえて言えば、無理難題を要求し続けたナイチンゲールのために働き続けた。魑魅魍魎《ちみもうりょう》が跋扈《ばっこ》する政界の中で、ナイチンゲールの理想を推し進めることの困難さを彼は愚痴らなかった。が、次から次に、理念の実現を迫るナイチンゲールを説得することは、政治よりも困難だったのか、あるいは、ハーバート自身が、そうすべきだと考えていたからなのか……この貴族とその妻は、ナイチンゲールの目指す高い目的のために、命をかけても惜しいとは思わなかったのだろう。妻エリザベスに看取られながらつぶやいたというハーバートの最後の言葉「かわいそうなフローレンス、二人の仕事はまだ終わっていないのに……」は意味深長である。

引用文献

▼1 リットン・ストレイチー（中野康司 訳）：ヴィクトリア朝偉人伝、みすず書房、二〇〇八
▼2 リットン・ストレイチイ（小川和夫 訳）：ヴィクトリア女王、冨山房、一九八一
▼3 前掲書2、三二二〜三二三頁
▼4 エドワード・T・クック（中村妙子、友枝久美子 訳）：ナイティンゲール［その生涯と思想］Ⅱ、二〇頁、時空出版、一九九四

ナイチンゲールは「フェミニスト」だったのか
——作家ヴァージニア・ウルフの視点から

矢口 朱美

矢口 朱美 やぐち・あけみ

防衛省防衛医科大学校医学教育部医学科 講師

二〇〇二年 広島大学大学院文学研究科卒業、博士（文学）。イギリス・ケンブリッジ大学客員研究員、慶應義塾大学非常勤研究員、広島大学文学部客員准教授などを経て現職。専門分野は英文学（表象文化論）。

共著に『終わらないフェミニズム―「働く」女たちの言葉と欲望』（研究社）、*Woolf and the Art of Exploration : Selected Papers from the Fifteenth International Conference on Virginia Woolf*（Clemson University Digital Press）など。

ウルフのフェミニズム

イギリスの文学作家ヴァージニア・ウルフ（一八八二～一九四一）はフェミニストとして有名であるが、そのウルフがフローレンス・ナイチンゲールにあまり言及することがなかったのは意外に思われるかもしれない。ウルフは長編エッセイ『自分ひとりの部屋』▼1★1（一九二九）と『三ギニー』▼2（一九三八）においてナイチンゲールの名に数回触れているほか、作家としてまだ駆け出しだった頃の一九一〇年代の日記▼3や手紙▼4の中で、時折ナイチンゲールに、というより彼女の友人であった伝記作家リットン・ストレイチーによる『ヴィクトリア朝偉人伝』▼5（一九一八）に所収されたナイチンゲール伝に触れ、これに好意的なコメントを残している程度である★2。

『自分ひとりの部屋』や『三ギニー』は、ウルフのフェミニズムの双璧をなすエッセイであり、しかも『三ギニー』は戦争と女性をめぐるエッセイであるから、そこでナイチンゲールの名があげられるのは当然のことといえるかもしれない。しかしウルフはなぜ、単にその名に触れる以上に、ナイチンゲールの活躍について著作で詳しく扱うことをしなかったのか。それを考えるにはまず、ウルフのフェミニズムがどのような性質のものであったかを考える

★1　『自分ひとりの部屋』文献▼1、九八頁、および『三ギニー』文献▼2、一四六～一四七頁を参照。
★2　*The Diary* 文献▼3、一六六頁および *The Letters* 文献▼4、三八頁、五八頁の註、九一頁を参照。

必要がある。

『自分ひとりの部屋』においてウルフは、自身がフェミニズムの代名詞となる所以《ゆえん》となった有名な言葉、「[女性が]小説ないし詩を書くのであれば、年収五百ポンドとドアに鍵のかかる部屋が要る」という一節を残している。[6]これによってウルフは、まさにナイチンゲールが若き日を送ったヴィクトリア朝時代（一八三七年半ば〜一九〇一年初頭）における女性の社会規範（ジェンダー）、すなわち女性は男性に依存し従順でありつつ、子どもを生み育て家庭のケアをしながら生きるべきだという規範を打ち捨て、女性が経済的自立と精神的自立を手にすることの大切さを説いた。しかし『自分ひとりの部屋』そのものには表れてこない、このエッセイをめぐるウルフ自身の言葉を丹念に拾ってみると、彼女は決して女性が社会進出を果たして自立する必要性を説くことだけに主眼をおいたフェミニストではなかったことがみえてくる。

まず、『自分ひとりの部屋』の書評に対し、ウルフが回答する形で綴られた文章「女性と余暇」[7]（一九二九）の中に出てくる彼女の言葉をみてみたい。『自分ひとりの部屋』でウルフは、オックスブリッジという架空の大学における男性のコレッジで提供される食事の豊かさと、女性のコレッジで出される食事の貧しさを比較しつつ、これを男性と女性の間にみられる知的な活躍の差の現状と結びつけて論じた。その一方でウルフは、「女性と余暇」で以下のようにも述べている。

> しかし、結局のところイギリスの男性諸氏の大部分は、まさにこの瞬間にも、そのような［女性のコレッジで提供されるような比較的貧しい］食事の席に着いているのです。労働者階級の男性は年収五〇〇ポンドも自分だけの部屋も持ってはいません。もし大半の男性が、子どもを産むという重荷もなく、自分次第でどんな仕事にも就けるとしても、余暇をもち、芸術作品を生み出せるだけの余裕のある賃金を稼ぐことはできないと知ったらどうでしょうか。……私たちの芸術は中産階級の男性のおかげで存在しているのです。しかし、子どもを産む義務が青春まっさかりのこの男性の上にのしかかり、男性であるがゆえにあらゆる職業に対する門戸が閉ざされてしまったとしたら、彼が自分にとってたいへん価値ある快適さと成功を楽しめたかどうかは疑わしい、と私には思われるのです▼8。

この一節から以下の四つの点が明らかになるだろう。まず、年収五〇〇ポンドと自分ひとりの部屋という、ウルフのフェミニズムの象徴と目されているアイデアは、実は女性のみの必要を謳ったものではなく、男性も含めて意義ある仕事をしようとするすべての人にとっての必要を意識した考えであったこと。次に、知的な活躍ということでウルフが意味しているのは、芸術活動のことであって、一般社会の労働を必ずしも意味しているわけではないこと。さらに、芸術活動を行うためには余暇が必要であり、その余暇を生み出すために年収五〇〇ポンドと自分ひとりの部屋が必要だとウルフが主張したこと。加えて、子どもを生み育てるといった、家庭のケアの重荷を負わないでいられることが、生産的な余暇ある生活を送るうえで重要だとウルフが考えていたこと、である。

つまり、ウルフが『自分ひとりの部屋』や『三ギニー』で特に女性の問題にスポットを当てたのは、年収五〇〇ポンドと自分ひとりの部屋を持つという条件、およびケア労働を担わされることがないという条件を一つも満たしていないのが女性であったから（労働者階級の男性は少なくともケア労働をしない条件だけは満たしていた）、ということになる。ウルフにとって問題と感じられたのは、そのような現況を作り出している社会の構造そのものと、それを支えている労働のあり方であって、それはそのまま保たれるのではなく変えられるべきであった。したがってウルフは、女性が現況の男性社会に飛び込み、その中でしのぎを削りながら、男性と同等かそれ以上に働くことを理想としなかった。ウルフにとって理想となる女性の仕事の形態は、『自分ひとりの部屋』の後継プロジェクトの一環として一九三一年に行われた講演の要旨「女性にとっての職業」[9]（一九四二）の中に透けてみえてくる。ここでウルフは、作家という自らの仕事について以下のように述べている。

たしかに私は女性です。たしかに仕事をもっています。でも、私にどんな職業上の「プロフェッショナルな」経験があるでしょうか？ ……私についてお話しすると――簡単な話なのです。あなた方は、寝室でペンを手にしている一人の娘を頭に浮かべさえすればよいのです。……やがて娘は、つまるところ簡単でお金のかからないことをしようと思いつきました——書き上げた原稿の何枚かを封筒に入れ、端に一ペニー切手を貼り、それを角の赤い郵便ポストに投函することです。こうして私は寄稿家になったのでした。……しかし、私が職業婦人と呼ばれるにはまったく値しないことを、また、職業婦人の生活の苦闘と困難をほとんどなにも知らないことを、あなた方に分かっていただくために、私がそのお金［つまり原稿料］を食料、家賃、靴やストッキング、あるいは肉屋の請求書などにあてず、出かけて一匹の猫を買ったことを告白しなければなりません——美しい猫、ペルシャ猫でした。[▼10]

ここにみられるのは、生活に追われることなく、それゆえに顕著にプロフェッショナル化されることもなく、ある程度のアマチュア性を保った芸術作品を生み出していこうとする女性作家の姿である。作家に限らず、このようなプロフェッショナルとアマチュアとの間に位置づけられる仕事を目指す女性の芸術家像は、ウルフの作品中に数多く現れる。例えば、小説『灯台へ』[▼11]（一九二七）の画家リリー・ブリスコウや、同じく小説『幕間』[▼12]（一九四一）の戯作家ラ・ツロウブなどが代表的な例としてあげられるだろう。[★3] そのようなウルフであったから、リットン・ストレイチーが伝記に描き出した傑物としてのナイチンゲール像を大変面白

★3　リリーもラ・ツロウブも、プロフェッショナルな技術を意識しながら、必ずしも報酬につながらない芸術を追求するアマチュアリズムを併せ持っている。この点についてはChan, Evelyn Tsz Yan : *Virginia Woolf and the Profession*, Cambridge University Press, 2014 の第一部・第二セクションに詳しい。

がりながらも、統計学を学んで看護の仕事をプロフェッショナル化し、看護学校を打ち立て、政府や軍と折衝を繰り返して改革を断行したナイチンゲールの生涯に、自らの筆によって詳しく言及することはなかったのである。

「家庭の天使」と「戦場の天使」

しかしながら一方で、ウルフはナイチンゲールの輝かしい名声にまったく関心がなかったかといえば、そうでもなかったようである。それは「女性にとっての職業」にウルフが記している別の言葉——これもまた彼女をフェミニストの代名詞とならしめた有名な一節であるが——の中に、ウルフがナイチンゲールに対して抱いていた密かな関心と、それをめぐるウルフのしたたかな企図を読み解くことができるからである。ウルフは言う。

評論を書いて、その収入でペルシャ猫を買うほど容易なことがあるでしょうか？　でも、ちょっと待って下さい。……私の評論は、ある著名な男性の書いた小説についてだったと記憶しています。この書評を書いているとき、もし書評をしようとするなら、ある幻と戦わなければならないことが分かりました。その幻は女性ですが、私は彼女をよく知るようになると、有名な詩のヒロインにちなんで家庭の天使と名づけました。彼女は、私が書評を書いているとき、私と原稿用紙の間によく介入してきました。……家庭の天使はとても同情深いのです。とても魅力的です。自己中心的なところが少しもありません。家庭生活を営む上での難しい技に熟達しています。……彼女は私の背後にそっと忍び寄って、こうささやいたのでした。「あなたは若い娘さんですね。男の方が書いた本を書評しようとしていらっしゃいますね。賛成してあげなさい。やさしくして、おだて上げなさい。……」そして彼女は、あたかも私のペンの動きを指図しかけたのでした。私がいくらか自分の手柄にしてよいある行動を述べましょう——……私は家庭の天使に襲いかかり、彼女の喉首を掴まえました。ありったけの力で彼女を殺しました。▼13

ここに登場する「家庭の天使」は、言うまでもなくヴィクトリア朝時代の女性のジェンダーの化身であるが、ウルフが暗に示しているように、直接的にはヴィクトリア朝期イギリスの詩人コヴェントリー・パットモアによる同題の長編詩（一八五四〜六二）に由来している。その一方で、このエッセイが書かれた時期、つまり第一次世界大戦と第二次世界大戦の間の時期（一九一八年末〜一九三九年夏）において、ナイチンゲールといえば天使のイメージが、大衆の間にすっかり定着していたことを忘れてはならないだろう。★4

よく知られているように、ナイチンゲールはアメリカの詩人ヘンリー・ワーズワース・ロ

★4　一九一八年に出版されたストレイチーのナイチンゲール伝は、彼女を「天使」とは正反対の猛烈な女性として描き出しているが、それはむしろ例外であったがゆえに、ウルフはこれを面白がった。

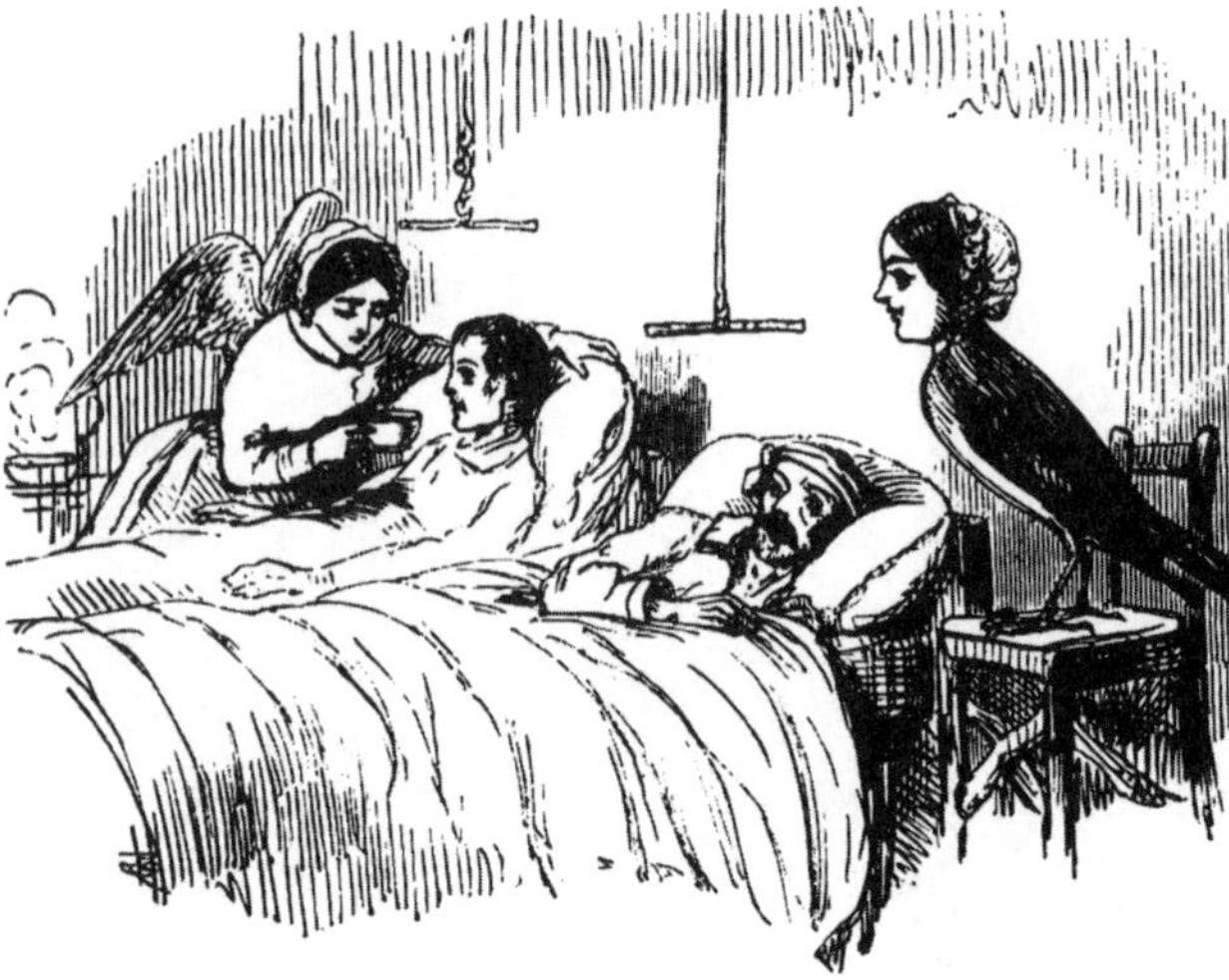

図1　漫画雑誌「パンチ」に掲載されたナイチンゲールのイメージイラスト
（Punch, Vol. 27（July-December 1854）, p.194）

ングフェロウの詩『聖フィロメナ』（一八五七）において「ランプの貴婦人」に喩えられたが★5、その数年前、パットモアの詩『家庭の天使』の最初のヴァージョンが出版されたのと同じ一八五四年に、イギリスの漫画雑誌「パンチ」において、**図1・2**のようなイメージをもって表現されている。まず**図1**において、ナイチンゲールは、天からの使いの鳥、「天使」になっている。そして**図2**において、彼女は、横たわる傷

★5　ロングフェロウはナイチンゲールを次のように讃えている。

見よ！　このつらい時間に
ランプを手にした婦人が
おぼろげな闇を通って
部屋から部屋へと過ぎてゆくのがみえる
すると、至福の夢をみているかのように
ゆっくりと患者は黙って向きを変え
彼女の影が落ちるとき
その影に口づけをする
（ヒュー・スモール［田中京子 訳］：ナイチンゲール 神話と真実［新版］より）

THE NIGHTINGALE'S SONG TO THE SICK SOLDIER.

LISTEN, soldier, to the tale of the tender NIGHTINGALE,
'Tis a charm that soon will ease your wounds so cruel,
Singing medicine for your pain, in a sympathising strain,
With a jug, jug, jug of lemonade or gruel.

Singing bandages and lint; salve and cerate without stint,
Singing plenty both of liniment and lotion,
And your mixtures pushed about, and the pills for you served out,
With alacrity and promptitude of motion.

Singing light and gentle hands, and a nurse who understands
How to manage every sort of application,
From a poultice to a leech; whom you haven't got to teach
The way to make a poppy fomentation.

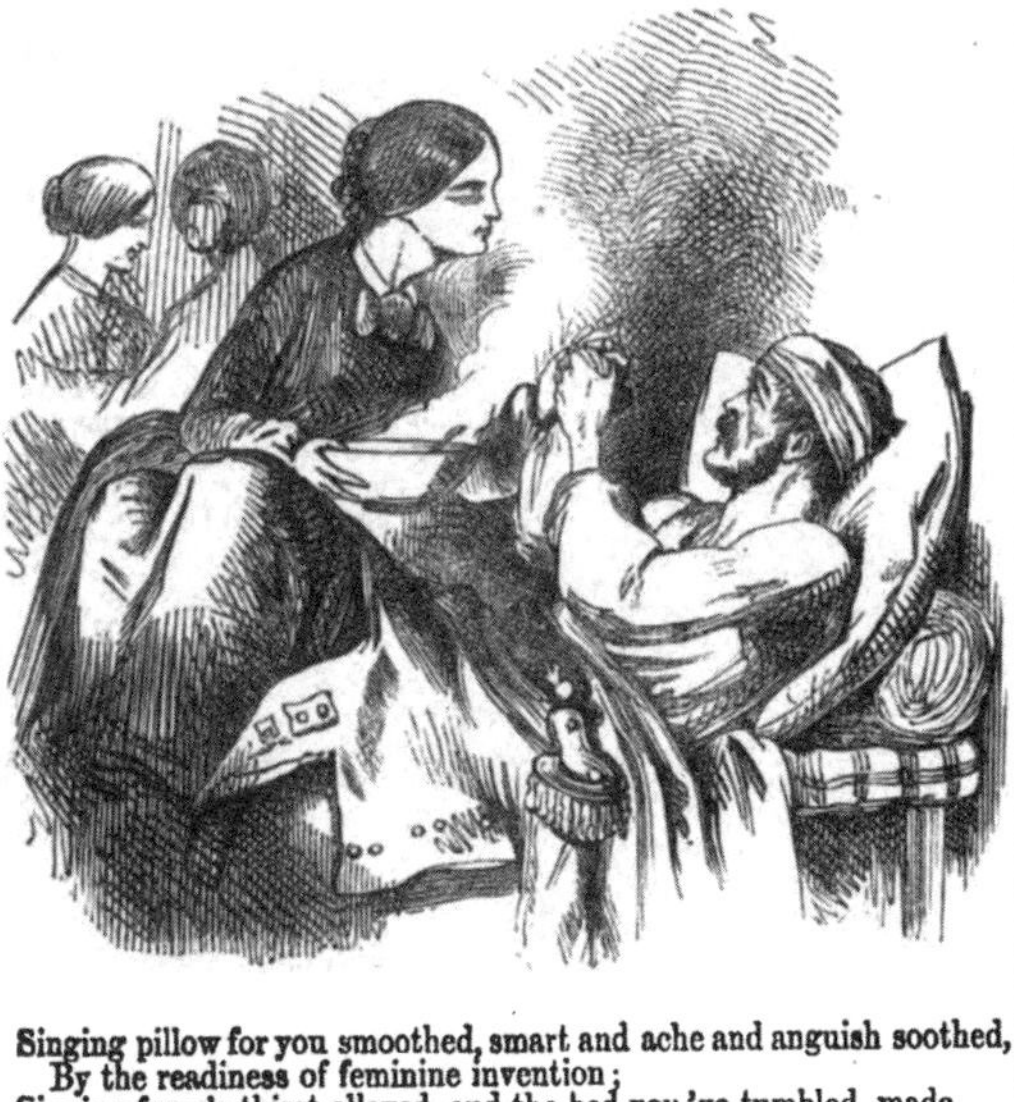

Singing pillow for you smoothed, smart and ache and anguish soothed,
By the readiness of feminine invention;
Singing fever's thirst allayed, and the bed you've tumbled, made,
With a careful and considerate attention.

Singing succour to the brave, and a rescue from the grave,
Hear the NIGHTINGALE that's come to the Crimea,
'Tis a NIGHTINGALE as strong in her heart as in her song,
To carry out so gallant an idea.

図2　漫画雑誌「パンチ」に掲載されたナイチンゲールのイメージイラスト
(Punch, Vol. 27 (July-December 1854), p.184)

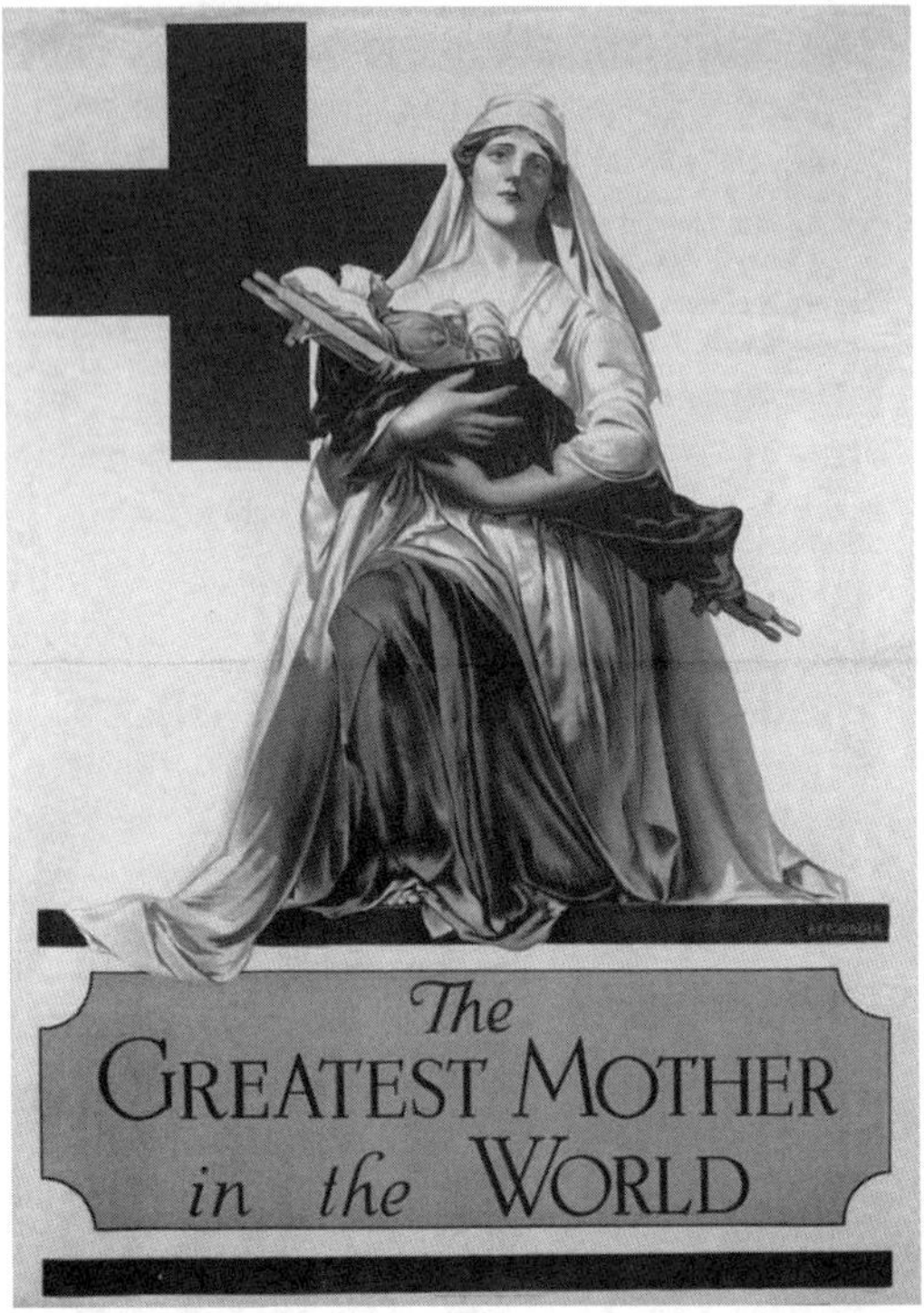

図3　アメリカの画家 Alonzo E. Foringer による、赤十字社のために描かれたポスター（1917年頃）

病兵を慰めるように優しく歌を歌ってあげる母性の象徴となっている。大衆の間で非常に人気の高かった「パンチ」のような雑誌にこのような図が掲載されたことは、当時の一般社会に、ナイチンゲールを「女性に課されたジェンダーを拒絶して成功を勝ち得た女性」としてではなく、むしろそれに「真正面から取り組んだ」ことで社会において活躍した女性としてとらえようとする風潮がみられたこ

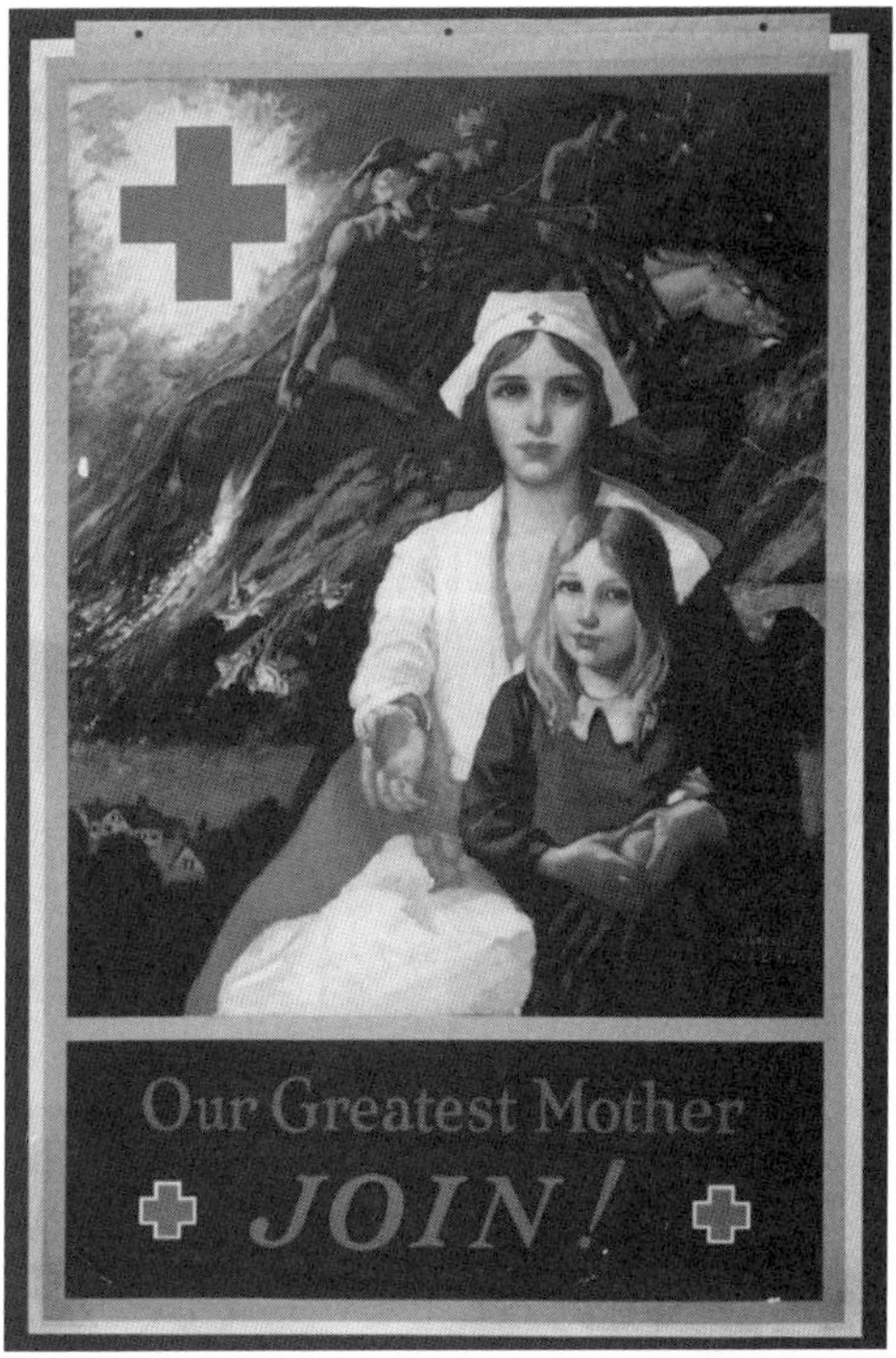

図4　アメリカの画家 Cornelius G. Hicks による、赤十字社のために描かれたポスター（1917年頃）

とを意味している。

そして、史実のナイチンゲールが没して四年後の一九一四年に第一次世界大戦が始まると、このような大衆化された彼女のイメージは、巷の女性たちを戦場の労働力として駆り出すために利用されるようになっていった。**図3**と**図4**をご覧いただきたい。この二つは共に第一次世界大戦中の一九一七年頃、アメリカの赤十字社が従軍看護婦を募集するために使用したポスターである。図3の看護婦は、図2でベッドに横たわる傷病兵を小さな子どものようにあやしていたナイチンゲールと同じく、その腕の中に兵士を赤子のキリストのように抱く「偉大なる母」・聖母マリアになぞらえられている。そして図4のポスターには「偉大なる母たちよ、参集せよ！」というタイトルがつけられており、そこには「家庭の天使」たる女性が「戦場の天使」、すなわち従軍看護婦となり、自分と同じ仲間の女性たちを、背景にある戦場へと手招きする姿が描かれている。彼女の横には彼女の娘と思しき、未来の「天使」となるべき女の子の姿も描かれている。

この一連のポスターが伝えんとすることは、「家庭の天使」の延長線上に「戦場の天使」がいて、どんな女性も「家庭の天使」の理想を追うことで、偉人と称されたナイチンゲールと同じ働きをすることができる、というものである。このようなメッセージがプロパガンダ

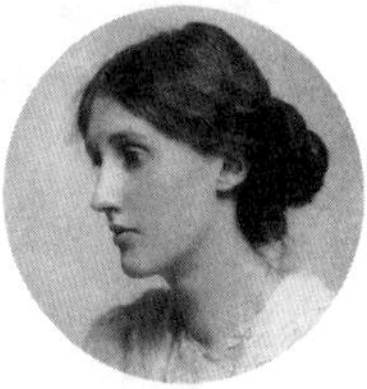

ヴァージニア・ウルフ
Virginia Woolf, 1882-1941

イギリスの作家、評論家。文人レズリー・スティーヴンの子としてロンドンに生まれる。芸術家や学者の集団であるブルームズベリー・グループと交流し、小説家としての作風に大きな影響を受けた。「意識の流れ」という手法を用いたことから、20世紀モダニズム文学の旗手の一人とされる。

となって一般人の間に広く浸透したのが、第一次世界大戦期のアメリカおよびイギリスであった。そしてその戦争が終結してのち十年ほどして書かれたのが、ウルフの『自分ひとりの部屋』であり、「女性と余暇」であり、その後「女性にとっての職業」から第二次世界大戦開戦前夜に出された『三ギニー』へと発展していく、一連の著作であった。

戦間期のイギリスの人々は、とりあえず終戦を迎えた安堵感と、早くも次の軍靴の足音が聞こえてくる不安とがせめぎ合う世相に身をおいていたが、ウルフが「家庭の天使」というレトリックを用いて持論を展開してみせたのは、まさにこのような人たちに向けてだったのである。ウルフは「家庭の天使」の呼称が「有名な詩のヒロイン」からの引用であることにやんわりと言及しているだけであるが、「天使」や「ヒロイン」という言葉を手がかりに原典の記憶を探る読み手、あるいは講演の聞き手の頭に浮かんだのは、おそらく古くからある女性のジェンダーを讃えた詩人だけではなく、つい先だってまで生きて活躍していたヒロイン、フローレンス・ナイチンゲールでもあったであろうことは想像に難くない。

ウルフのナイチンゲール観

その「天使」を、ウルフは自らのエッセイ「女性にとっての職業」において、殺害したというのである。これはいったいどういうことを意味したか。ここでいま一度、「女性にとっての職業」に先立ち、やはり戦間期に書かれた「女性と余暇」に立ち戻って、ウルフがナイチンゲールに多少詳しく言及した際の様子をみてみたい。「女性と余暇」においてウルフは、ナイチンゲールの自伝的文章「カサンドラ」▼14・★6から引用を行いつつ、これを自説に援用してみせる。

十九世紀の女性たちがどんな種類の「余暇」を楽しんでいたかは、フローレンス・ナイチンゲールの『カッサンドラ』にありのままに描かれていると思います。「女性には、（家のだれかが起きる前か寝静まったあとをのぞいて）自分の人生のうちたった三〇分すらも自分だけの時間と呼べるものはありません。そういう時間をもつとだれかを傷つけ不愉快にさせるという不安がつきまとうのです▼15・★7。」

ウルフはここで、あたかもナイチンゲールが余暇をほしがっていたかのような言い回しをしているが、史実のナイチンゲールが人生に余暇をもつことを望んだであろうとは筆者には考えにくく、万一そのような時間があれば、「自分の好きに使える時間」としてかえって猛烈に働くことを望んだのではないかと思われる。しかしそのような史実はともかくとして、ウルフはナイチンゲールの嘆きの声を自らの文章に意図的に差し挟むことで、ナイチンゲールが実際には「天使」の側にいるのではなく、むしろその「天使」に極限まで苦しめられた側におり、だからこそ彼女は一般女性と同じなのだという、新しい認識を読者に提供している。そしてこの新たな認識は「女性にとっての職業」へと至り、ウルフが他の女性たち――そこには当然ナイチンゲールも含まれるのであるが――と手を携えて、常時献身を強いる「天使」の殺害を共に行う必要の宣言へとつながっていく。この大胆なイメージの転換は、ナイチンゲールと「天使」の間に古くからある強固なつながりを、ウルフも読者も共有できたからこそ大きな効果を発揮したと考えられるが、それは女性をジェンダーの呪縛から解き放つのみならず、「家庭の天使」と「戦場の天使」とのつながりを断ち切ることで、女性を戦場に駆り立てようとするプロパガンダそのものを無効にする働きもあったものと考えられる。

このようにしてウルフは、自らのフェミニズムの理想に必ずしも合致しなかったナイチンゲールの生涯を、自著の中で詳述することはしなかった。その一方で、ナイチンゲールの知名度と影響力をウルフ自身の目的、すなわち女性をジェンダーのくびきから解放するとともに、再び彼女たちが戦争に利用される事態をくい止めるために利用したと考えられる。ナイチンゲールはウルフにとって、そのためのレトリックに欠かせない偶像破壊の対象であった。その一方でウルフは、あれだけの社会的成功を収めながら、死後もなお女性のジェンダーの

★6　「カサンドラ」は最初に小説スタイルのフィクションとして書かれ、のちにエッセイスタイルへ変更された。小説版の邦訳は木村正子 訳『カサンドラ―ヴィクトリア朝の理想的女性像への反逆』、日本看護協会出版会、二〇二一が、エッセイ版は田村 真 訳「カサンドラ」（ナイチンゲール著作集 第三巻、所収）、現代社、一九七七がある。

★7　原典のナイチンゲールの言葉は、文献▼14、四〇二頁からの引用である。

枠の中に閉じ込められてきたナイチンゲールのイメージを、結果として大きく修正することに貢献したといえるのである。

引用文献

▼1 ヴァージニア・ウルフ（片山亜紀 訳）：自分ひとりの部屋、平凡社、二〇一五

▼2 ヴァージニア・ウルフ（片山亜紀 訳）：三ギニー 戦争を阻止するために、平凡社、二〇一七

▼3 Woolf, Virginia：*The Diary of Virginia Woolf*, Vol. 1, ed. by Bell, A.O., Hogarth, 1977

▼4 Woolf, Virginia：*The Letters of Virginia Woolf*, Vol. 2, ed. by Nicolson, N., Trautmann, J., Hogarth, 1976

▼5 リットン・ストレイチー（中野康司 訳）：ヴィクトリア朝偉人伝、みすず書房、二〇〇八

▼6 前掲書1、一八一頁

▼7 ヴァージニア・ウルフ（前 協子 訳）：女性と余暇 女性にとっての職業（出淵敬子、川本静子 監訳）、二九～三三頁、みすず書房、一九九四

▼8 前掲書7、二九～三〇頁

▼9 ヴァージニア・ウルフ（川本静子 訳）：女性にとっての職業 前掲書7、一～一一頁

▼10 前掲書9、一～二頁

▼11 ヴァージニア・ウルフ（御輿哲也 訳）：灯台へ、岩波書店、二〇〇四

▼12 ヴァージニア・ウルフ（片山亜紀 訳）：幕間、平凡社、二〇二〇

▼13 前掲書9、三～四頁

▼14 Nightingale, Florence：Cassandra. *The Cause : A Short History of the Women's Movement in Great Britain*, by Strachey, R., p.395-418, G. Bell and Sons, 1928

▼15 前掲書7、三〇頁

女性の権利（Women's Rights）運動にナイチンゲールが果たした役割と、わが国における展開

佐々木 秀美

佐々木 秀美 ささき・ひでみ

広島文化学園大学看護学部 教授

二〇〇三年 明星大学大学院人文学研究科（教育学専攻）博士課程修了。二〇〇二年 呉大学（現 広島文化学園大学）看護学部成人看護学、同大学院看護学研究科 教授。

著書・著作に『歴史にみるわが国の看護教育―その光と影』（青山社）、『現代社会と福祉―社会福祉原論』（共著）（ふくろう出版）、「ディアコニッセ養成を原点にした看護教育における女性の社会的有用性とその精神性（Spirituality）の探求」、看護学統合研究、二二（一）：一四〜三〇、二〇二〇、「フローレンス・ナイチンゲール その神秘主義的思想」、看護学統合研究、二一（一）：九〜二四、二〇一九など。

儒教主義国家であったわが国の女性の位置づけは極めて低かった。それは「三従の教え」に代表される。わが国で、女性の権利問題が女性たちの活動として積極的に展開されたのは大正時代である。しかし、男女が平等であるとの見解は、明治維新によってもなされていた。一八六七（明治元）年、天皇を擁して明治維新を果たした新政府は、一八七一（明治四）年に文部省を創設、学校教育のすべてを管理監督するとして、一八七二（明治五）年、国民の教育の機会均等に立脚する「学制」を発布、市民平等、男女平等に基づいた教育を実施した。

しかし、一八七六（明治九）年、第一大学区府県教育議会では、男女の特性を生かした教育をするべしとの発言がなされ、[1]「学制」の指導的立場であった学監のダビッド・モルレー（David Murray, 1830-1905）ですら、日本における男女共学の困難さを明らかにした。[2]そこで、一八七九（明治一二）年に「教育令」、翌一八八〇（明治一三）年には「改正教育令」が発布され、男女別教育が実施された。続けて、明治中期、文部大臣であった森有礼（1847-1889）は「教育令」を廃止し、忠臣愛国の精神の涵養《かんよう》政策として「学校令」を発布して、国家に須《しゅ》要《よう》なる人物の育成を求めた。中でも女子教育は良妻賢母主義教育を基本としており、裁縫を重視した家事教育がその中心になった。

次に、社会的混乱のさなかにありながらも、発展の段階にあったわが国政府の暗中模索の政策は家族制度であった。それは、イギリス経験論を確立したハーバート・スペンサー（Herbert Spencer, 1820-1903）の進言によって実行されたものである。[3] 家族制度における家父長的性格と男女の差異は、「明治民法」の条文に歴然としており、女性は自己決定権をもたない無能力者としてその地位に甘んじていかなければならなかった。

日本の家族制度と類似した状態はヨーロッパでも存在した。それは、フローレンス・ナイチンゲール（Florence Nightingale, 1820-1910）の「カサンドラ」[4]での悲痛な訴えや、イギリスにおける女性解放主義者であるジョン・スチュアート・ミル（John Stuart Mill, 1806-1873：本書56頁も参照）が『女性の解放（The Subjection of Women）』[5]で「両性間における現在の社会関係を規制している原理――女性が男性に法律上従属するということ」[6]と述べたことからも明らかである。女性が人格であるということ、これはナイチンゲール自身の問題であり、女性全体の問題でもあった。理想的な生活というのは自身でその人生の選択ができることだと考えたナイチンゲールは、一八五一年、「カイゼルスウェルト学園によせて」の冒頭に「一九世紀は『女性の世紀』となるにちがいない」[7]と書いた。彼女がカイゼルスウェルト学園の創立者、テオドール・フリードナー牧師（Pastor Theodor Fliedner, 1800-1864）から学んだことは、自身が有する女性に対する高邁な感情、女性が社会で有用であることの正当性である。筆者が「ナイチンゲールとミルとの論争」[8]で報告したように、急進的行動主義的なナイチンゲールと、「クリミアの天使」としての人道主義的な側面を有したナイチンゲールの、女性問題に対する働きかけにおける実践的女性解放主義者としての位置づけは揺るぎないものと考える。

そこで、本論では、イギリスにおける女性の権利運動の展開にナイチンゲールが果たした役割と、筆者の論稿『歴史にみるわが国の看護教育―その光と影』[9]での検証を踏まえながら、儒教主義国家であったわが国の女性の権利運動の展開について論じる。

イギリスにおける「女性の権利」運動にナイチンゲールが果たした役割

女性には自己決定権がない

人間の尊厳とはまさに、他人の目的のための手段でなく、自分自身の目的に自分自身をおかねばならない。ナイチンゲールが求めてやまなかったこと、それは「情熱、知性、倫理的積極性[10]」を有した女性が社会で活躍できることであった。ナイチンゲールが一人の人間として目覚め、どのように生きたらよいか悩み、自己の信念を貫きたいと考えたとき、上流社会の慣習と伝統的な性役割は大きな壁であった。その伝統的な社会規範によれば、女性は家庭内にとどまるべきであった。ナイチンゲールは自分の知性を活用して働きたかった。しかし、家族との対立は長期間続いた。彼女が恵まれた環境を否定し、労働者階級のように働きたい、しかも看護婦などという仕事を選ぶなどということは、家族には理解しがたかった。

「カサンドラ」でのナイチンゲールは、痛烈に家庭生活を非難し、宗教的な概念を強調しながら、「伝統的な社会」の冷酷な現実の中で、伝統的な規制に女性が服従している無意味な生活を繰り返し述べ、女性が自己の生活も調整できないで、霊的にも精神的にも貧弱な生き物になっていると指摘、女性たちは「家庭内の白色奴隷」[11]であると述べた。ナイチンゲールは、女性にとって家庭だけがその活動の場所ではないと訴え、女性も一人の人間として夢や希望をもって生きていく必要があると主張した。ナイチンゲールは「早すぎた目覚め」を自覚しながらも、その現実との不一致に苦しみ、女性が社会に解放されることを望んだのであった。そして、当時の女性たちに「目覚めなさい、女性たちよ、眠っている母親たちよ、目覚めなさい」[12]と呼びかけた。

ナイチンゲールが最も主張したかった社会への告発は、男女間における時間の使い方の相違についてであった。「男性の時間は女性の時間よりも貴重なのか？ それとも男性と女性の相違は、女性が何もすることはないと自ら認めていることなのか？」と言い、「女性には『子どもに乳をやる』こと以外には、重要な仕事があるはずはないと思われている」[13]とも述べた。ナイチンゲールは、社会が女性の知性を浪費していると激しく告発した。「家庭というその小さな範囲では、不滅の精神をもった人が、創造主から授かった資質や才能によって運命づけられている仕事を行う機会は万に一つもない。天職として神が授けたその能力を使う機会もない」と家庭生活を非難し、現時点において女性の知性は満足できないものであると訴えた。そして、幼児期にそうした強制不能な精神が家庭内で形成されることについて言及した。

ナイチンゲールは「看護婦と見習生への書簡[14]」の中で、「寄生生物」について触れ、自身で生活の糧を得る勤労精神こそが、経済的安寧につながり、自己を守る唯一の手段であると述べた。職業選択の自由ももたなかった彼女は、「いったい何のために、他人の目、他人の勝手な期待、他人の意見などに悩まされる必要があるのか。自分のやりたいことをやらないで、他人から言われるままに生きた人で、優れたこと、有用なことを成し遂げた人は、いまだかつて誰もいない[15]」と言っている。無力な弱者として男性に支配、あるいは保護される代わりに、自分の人生に決定権をもたない女性の生き方は、苦痛以外の何ものでもなく、美徳とは程遠い状況にあった。

「女性の権利」運動におけるナイチンゲールの立場

イギリスの哲学者ジェレミー・ベンサム（Jeremy Bentham, 1748-1832）の「女性の幸福と利益は男性のそれと同等である[16]」との考えを継承していた父親によって、男性同様の教育を受けて育ったナイチンゲールは、知的な女性に成長した。家族との対立は十三年間にも及んだが、三十三歳にしてナイチンゲールは自立した。彼女が淑女病院の監督官として働き出したことは、「女性の権利」運動家の一人であったイギリスの女流小説家であり、デイリー・ニュースの主筆だったハリエット・マーティノウによって快く受け止められ、雑誌などで紹介されていた。

経済学者として名を成していたミルを称賛していたナイチンゲールは、一八六〇年に執筆した『看護覚え書』をミルに読んでもらい批評を受けたいと考えた。直接ミルを知らなかったナイチンゲールは、オックスフォード大学のベンジャミン・ジョウェット（Benjamin Jowett, 1817-93）に仲立ちを依頼した。ミルは最初に送られた『看護覚え書』の中のある部分に関して驚き、さらに二冊目として送られてきた『思索への示唆』に関しては強い衝撃を受けた。彼は『思索への示唆』の中に収載されていた「カサンドラ」がすぐにナイチンゲールであると直感した。当時、『女性の解放』を執筆中であったミルの最大の関心事は、上流社会の女性の生き方であった。「カサンドラ」はミルにとって、「クリミアの天使」より魅力的な存在であった。彼は、自身が執筆中であった著作の性質上、「カサンドラ」が実に重要な役割を果たすと同時に、他方では「クリミアの天使」として有名な女性が、女性の権利運動に重要な役割を果たしてくれるだろうと期待した。

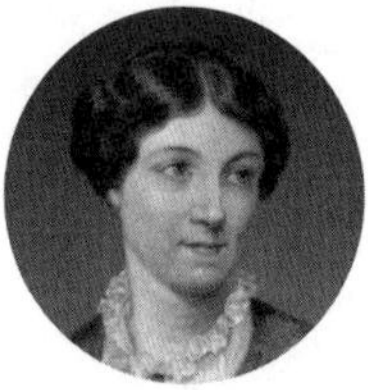

ハリエット・マーティノウ
Harriet Martineau, 1802-76

イギリスの作家、社会理論家。女性ジャーナリストであり、最初の女性社会学者とも言われる。政治、経済、宗教、社会問題、女性論など多角的な視点から多くの本やエッセイを書いた。奴隷制に反対し、女性やワーキングプアが直面する不平等・不公正について激しく批判した。

ナイチンゲールの協力を得て執筆した『イギリスと彼女の兵士たち (England and her Soldiers)』では、ナイチンゲールのクリミアでの経験をもとに、戦場、兵舎、病院における兵士の体験を提示し、その改善方法を推奨するなど、ナイチンゲールとともにイギリス陸軍の改革に挑んだ。

ミルが『看護覚え書』で驚いたのは、現代における二つの「たわごと（Jargon）」についてのナイチンゲールの批判であった。その一つは「女性の権利」についてで、「すべて男性がすることは医療やそのほかの専門職業も含めて、女性にもさせよ」というものであり、その理由たるや、「単に男性がしているから」ということだった。ナイチンゲールは、「『女性の権利』運動家たちが、男女に同質の仕事を与えれば、女性にも男性同様の権利が与えられたと単純に考えるのはばかげたことで、そうした職業が女性に適任の仕事であるかどうかよく考えてみようともしないで要求している」と批判した。二つ目は、「女性には男性のする仕事はいっさいさせないように」というものであり、その理由たるや、「彼女たちは女性ではないか。女性には女性としての務めの意識を呼び覚まさなければならない。『これは女性の仕事』であり、『あれは男性の仕事』であって、世の中には女性がしてはならない仕事がある」という主張への批判だった[15]。

第一の批判は「女性の権利」運動、第二の批判は良妻賢母主義教育と従来からの伝統的な性役割を主張する人々へ向けたものであろう。ナイチンゲールは、こうした主張のいずれもがなんの根拠もないものであり、女性はこれらのどちらの声にも耳を貸すことなく、自分の仕事がどのようなものであれ、自分の信念に従って、選んだ職業を遂行することに最善を尽くすべきである、と反論した。

「男女同権」に関するナイチンゲールの見識に対して、ミルは「女性の権利」運動は許されてよいものであり、女性に対する偏見によって、これらの運動が一方的に排除されることは好ましくない[17]と、エドウィン・チャドウィック（Edwin Chadwick, 1800-90：本書82頁も参照）に問題の文章を削除するよう依頼した。ミルのコメントが伝わったとき、ナイチンゲールは、ミルの解釈の一部を受け入れたが、ミルの判断のほうが正しいと認めて文章を削除するつもりはなかった。

この当時、ナイチンゲールは陸軍の改革が思ったより困難であったことと、彼女が開始した看護教育への協力を知人の女性医師エリザベス・ブラックウェル（Elizabeth Blackwell, 1821-1900）に依頼したが断られ、多少絶望的にもなっていた。「女性の権利」運動において、女性たちは、女性が働ける専門分野が不足していると主張していたが、実際には、ナイチンゲールが医療の分野に女性の職業を開拓したにもかかわらず、看護の職業に従事しようとする女性は少なかったのである。ナイチンゲールは、彼女の考えに共感して援助を申し入れた多くの男性たちに恵まれたのに反し、彼女に共感する女性たちには恵まれなかった。一八六一年に友人のモール夫人（Mary Clarke Mohl, 1793-1883）に宛てた手紙に、彼女は「理論は女性の間には定着できないところにある[18]」と書いた。

ナイチンゲールは女性の権利に関する限り、女性の文筆家たちを「女性のインク壷（female ink bottle）[19]」と言い、彼女らの理論は空論だと非難した。さらにナイチンゲールが文筆家たちを嫌った理由に、当時の小説家たちが看護婦を感傷的な描写で娯楽の対象にしたことがあった。ナイチンゲールは「恋に溺れたり、古い家風がいやになった貴婦人たちが、家を飛び出し、野戦病院に身を投じ、負傷軍人の新しい恋人を見つけるや否や、病棟を放り出して恋人の元に走るといった話をこしらえて書く[20]」と記している。道徳的価値規範の高かった彼女にしてみれば、自身が開発した看護教育への弊害だと考えたのであろうか。巷の「女性の権利」運動について悩みながら、ナイチンゲールは「無数のおしゃべり女たち、イギリス女性が女性の権利についてとうとうと語るということは女性の汚点である[18]」と非難した。

ナイチンゲールは父親に宛てて、「なぜ、女性は男性のように抽象的概念を理解することができないのか。なぜ女性たちは男性と比較して創造性に欠け、知性に欠け、自己決定ができず、宗教的感化も少ないのか？[21]」と書いたが、その疑問に答えるかのようにミルは、システム的な訓練や教育の機会が女性には少ないことを取り上げて説明を加え、さらにその著作の中で「子供達は、服従という手段で一時的に訓練されることによって、その感情と好意とを習慣的なものとなし、ついにはそれを第二の天性として身につけるのである[22]」と、ナイチンゲールと同じ見解を述べた。続いて彼は、「女性に職業選択の自由をあたえ、男性と同じ仕事の分野と同じ報酬や奨励をあたえることによって、女性の才能が自由に用いられるようになることから生ずるであろう第二の利益は、人類にたいする高級な奉仕のために用いられる精神的能力の量が、倍になるということである[23]」と述べた。このように両者とも家庭教育が子どもの性格形成に大きな影響を及ぼしているという点、家庭が専制政治的な教育を行い、その結果、支配者すなわち、支配する男性と支配される側の女性という従属関係を作り出していくということ、女性も職業をもつことが大事であること、といった主張等に関しては一致を見出したが、「男女同権」の言葉の解釈に関しては同一見解には至らなかった。

女性参政権運動におけるナイチンゲールとミルとの見解の相違

一八六五年に下院議員となったミルは、積極的に女性参政権運動を展開した。一八六七年、女性の参政権改正の第二法案で、ミルの主張が口火となり、これまで一部の女性文筆家たちの活動であった「女性の権利」運動は政治的活動に発展した。

このとき、ミルはナイチンゲールが女性参政権請願書にサインしていなかったことを思い出した。新しい政治的な活動を始める中で、ナイチンゲールがその類いまれなる素質と行動力でもって自分たちの参政権運動に参加してくれれば、その活動を成功させる上で最も重要であると考えたミルは、参政権運動に支援をしてくれるようナイチンゲールに依頼した。ミルの依頼に対し、ナイチンゲールは女性が参政権をもつということに関してミルの立場を受容しつつ、「女性の参政権問題に関して自分ほど強い信念をもっている者はほかにはいないであろう」と述べたが、「女性にとっては、参政権問題よりもまずは、女性が人格であるといった意識をもつことが極めて重要なことであり、参政権がないこと以上に女性を圧迫するもっとひどい様々な社会悪が存在する」とし、そして「女性が参政権をもつことの重要性や女性の人格が認められることを自分は誰よりも望んでいる」と強調した。[24] しかしナイチンゲールは、現在、「男女間において国家的な対立はないが、両性が同等の権力をもち、社会改革が必要で政治的な争いに発展した場合、力の弱いほうが敗北する」として、ミルたちの活動に参加することを渋った。

ナイチンゲールは、現在の政治が女性の無能さを変えてくれると信じていた。しかし、ミルは立憲君主政治を信頼していなかった。彼は、将来の政治の公平さを保証するただ一つの方法は、男性を完璧にさせるか、あるいは女性自身に自分たちの声を反映させられるような政治的平等を与えるかのいずれかであるとの考えを終始持ち続けた。しかし、ナイチンゲールは参政権の効用について、ミルほどの信念はもっていなかった。もし、女性に参政権が与えられたとしても、救貧院にいる女性たちの悲惨さまで改められるとミルが本当に考えているのであろうかと不思議がった。救貧法に伴う「救貧院」の取扱いは、チャールズ・ディケンズが著書『オリバー・ツイスト[25]』で告発したように、イギリス社会の悪弊であった。

ナイチンゲールは、一八六五年、リバプールの篤志家ウィリアム・ラスボーン（William Rathbone, 1819-1902）の要請により十二人の看護師を救貧院に派遣した。それと同時に、全国の貧民収容所に調査書を送り、一八六七年にその調査結果を報告書「救貧院病院における看護」にまとめ、救貧院病院の貧しい病人のために看護師を供給する提言を行った。その冒頭に、「貧民のための助産婦や病院看護婦を喜んで引き受けるような女性は、たいていの場合、ほかの仕事をするにはあまりにも年を取りすぎていたり、身体が弱かったり、酒を飲みすぎたり、不潔であったり、あまりにも無神経であったり、あるいは不品行であったりする人たちなのであった[26]」と記し、貧しい人たちを救うためには、きちんとした教育を受けた看護師が必要であると述べた。

ナイチンゲールの最大の関心事は、人間としてひどい扱いを受けて苦しんでいる、あるいは病気で苦しんでいる人たちであった。そのため、彼女は貧しい人たちを制度的に救う「新救貧法」の成立にも奔走していた。それは人の生存権の問題であり、男女を問わなかった。また、「カサンドラ」であった頃のナイチンゲールはすでになく、そうした状況から自力で這い上がったとき、彼女は鉄のような意志を有した女性に生まれ変わっていた。ナイチンゲールが「カサンドラ」時代に「自由になりたい、職業をもちたい」と苦しんだのは、法的な規制のためではなく、息が詰まりそうな伝統的な上流社会の慣習のためだったのである。彼女は自己の経験から、困難に対しては、自力で、忍耐強く精一杯努力することが大事であると結論づけた。

最終的にナイチンゲールは女性参政権運動のメンバーになり、わずかなお金を寄付したが、ミルを積極的に擁護する立場にはならなかった。結局、女性参政権運動は廃案となり、ミルは失意のうちに次の選挙では議員生活にも終止符を打った。一八六九年、ミルはかねてから執筆中であった『女性の解放』を出版した。その中には「カサンドラ」から引用したのではないかと思われる上流社会の女性の生活が記されていた。[27] ミルは著作の中で、「自分が実際に体験した生活ではないが、ある人の生活を通して知り得た生活実態を、推論的な思考として練り上げたものである」と記述している。「政治的な力の所有は様々な形の抑圧に対処するための最大の保証である」というミルの主張は、ナイチンゲールの気持ちを最後まで変えることはできなかった。一九〇〇年に見習生たちに書いた手紙の中で、ナイチンゲールは「女性の状況は年々良い方向に向かっている」としながらも、「かつて女性は家庭に縛られている奴隷に過ぎませんでした。ところが今では女性は家庭の導き手なのです。その女性が傲慢な『男女同権論者』となって、その資格を失うことのないようにしようではありませんか」[28]と逆に警告を与えた。彼女の考えは長命であり、イギリスではナイチンゲールの没後、一九一八年に議会が女性の参政権を認めたのである。

実践的女性解放主義者としてのナイチンゲール

後年の研究においてピューは、「女性問題での働きかけにおいて、ナイチンゲールはその木の枝を切り取り、ミルはその木の胴体に襲いかかった」[29]と結論づけたが、「女性の権利」運動と「参政権運動」での両者の主張から考えると、ミルとナイチンゲールとの相違は、その理論の社会での適用においてであった。ミルは女性が政治的なプロセスを男性と同じように分かち合い、男性と対等な政治的パートナーになることによって、より大きな社会問題を解決できると考えた。他方、ナイチンゲールは参政権問題には懐疑主義を保守し、「法的な方法のみでは、女性にのしかかっている悪を取り除くことはできない。女性の問題は、個人の行動にかかっており、忍耐強く問題を解決するよう努力するべきである」と考えた。彼女はミルの提唱する「女性の権利」運動や「参政権運動」を尊重しながら、他方においてその同志である女性文筆家たちに攻撃を加え、「女性の雇用や女性の職業の分野、あるいは労働への適正な報酬について、あるいは女性の正当な権利などについて、こと細かに並べ立てている大勢の女性文筆家たちをそれぞれ十人訓練することができたら」[30]と述べた。これは「女性の権利」運動家たちが、女性の雇用や、女性に職業の分野が不足していると述べながら、ナイチンゲールの開拓した看護教育に参加を表明する人たちが少なかったことに対する批判であろう。さらに彼女は、「女性の特別な価値と一般的使命を叫び続ける時代に、女性たちの着る衣装がその使命に適するどころか、何の役にも立たない」[31]とし、女性が活動をするのにふさわしい衣装を着ないで、クリノリン（硬い材質を用いて張りをもたせた下着）やペチコートなどの衣装に縛られ、軽快で敏捷な足取りができず実用的ではないと述べた。つまるところ、行動が伴わない理論は空論ということである。

イギリスの社会学者・歴史学者であるトレヴェリアン（George Macaulay Trevelyan, 1876-1962）は、「ナイチンゲールが先便を付けてくれたお陰で女性を専門職業に向けて訓練するという着想が、看護婦以外の他の職業にも浸透した」[32]と、その業績を認めている。同時に彼は、ヨーロッパにおける伝統的な理想的女性像、即ち、有閑無為の中にあって男性に保護されなければ生きていけないような弱々しい女性が従来の理想的女性像であったが、ナイチンゲール以降、何か社会に貢献する女性が理想的な女性であるとの評価に変わったと述べている。また、マーティノウも、「フローレンス・ナイチンゲールが成し遂げたこと以上にすばらしい業績をなした婦人はどこにもいない。彼女の成功は、女性に職業婦人としての道を開放したことにある」[33]と評価し、「いま我々に残される唯一の方法は、まさしくその痕跡を保持することにある」と述べた。彼らが評価したように、ヨーロッパにおける女性の伝統的な社会規範を覆し、理想的女性像までをも変えてしまった女性がナイチンゲールなのであり、その先進的な業績によって、彼女は歴史的に名高い人物とともに、世界の理想的人物像の一人に数えられる女性となったのであろう。ナイチンゲールは自分が「男女同権論者」であったと認めたくはないであろうが、実際に彼女が実践した教育が女性の社会的自立につながったという点において、やはり先進的な「女性解放主義者」だったといえよう。

わが国における「女性の権利」運動の展開

女医亡国論

女医亡国論とはその名のとおり、女医が日本国を滅ぼすという意味である。わが国の女医第一号は荻野吟子（1851-1913）であるが、女性のための医学校を設立したのは、吉岡弥生が最初である。一八八九（明治二二）年、女医を志して上京した弥生は、済生学舎[★1]に学び、一八九二（明治二五）年に医師免許証を得た。一八九五（明治二八）年、東京至誠学院でドイツ語を教えていた同学院長の吉岡荒太（1867-1921）と結婚、一八九七（明治三〇）年に東京至誠医院を開業し、一九〇〇（明治三三）年、同医院内に東京女医学校（現 東京女子医科大学）を創立した。

★1　明治期の医学者・政治家である長谷川 泰（1842-1912）によって明治九（一八七六）年に設立された医学講習所。私立の医学講習所として女性の入学も認めたが、二十八年間の活動の後、明治三六（一九〇三）年に廃校を余儀なくされた。その後、済生学舎を母体とした医学教育は継続され、現在の日本医科大学に至っている。

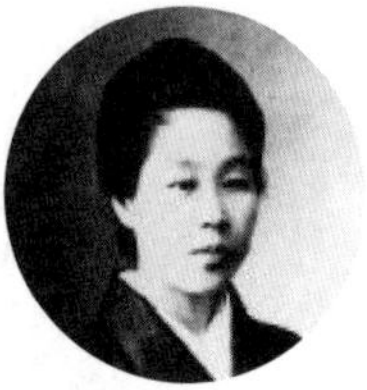

吉岡弥生
1871（明治 4）-1959（昭和 34）

医師、教育者
現在の静岡県掛川市に漢方医の娘として生まれる。1889（明治 22）年に上京し、済生学舎（現 日本医科大学）に入学。1892（明治 25）年に内務省医術開業試験に合格し、日本で 27 人目の女医となった。
1900（明治 33）年、済生学舎が女性の入学を拒否したことを知り、日本初の女医養成機関として東京女医学校（現 東京女子医科大学）を設立、女性医師の養成や医学の教育・研究の振興に尽力した。

この後、一九〇六（明治三九）年に「医師法」が制定され、医学教育が全般的に整備され始めた。東京女医学校は一九〇八（明治四一）年に第一回目の卒業生を出したが、その卒業式の場で「女医亡国論」を唱えた者がいたため、騒然となった。「女医の存在は、わが国三千年来の一大事を招く」として、良妻賢母主義の立場からの攻撃が繰り返されたのである。これに対し弥生は、「職業を持ってもしっかり子供を生み育てます」[34]と強く反発した。そのほかにも、来賓から「女子に高等教育をさせると晩婚になる」「女は月経があるから手術室が汚れる」といったような理不尽な意見が相次いだが、同席していた自由主義思想の大隈重信（1838-1922）の仲裁によって事態は収拾した。[35]

一九一二（明治四五）年の医海時報[36]には、「三寸鏡裡」という論説で弥生が紹介されたが、「彼女は子どもまで設けながら入籍もしない。教育家としてどうなのか」と、その夫も含めて攻撃の対象となった。また、同年の医海時報に雑論として「女医亡国論」を寄稿した小俣政一は、「世の摂理として、天と地は和合して万物が栄える。ゆえに夫婦も相和してその役割を果たすことが家庭の繁栄につながり、家庭の繁栄が国家繁栄につながるものである。ゆえに女子に高等教育を施して女医にするなどということは愚の骨頂であり、国家を滅ぼす原因になる」[37]と書いている。「女は子どもを産んで育てるのが天職である。良妻賢母をもって健全なる家庭を建設し、健全なる国民を創造するべきであるのに、なまじっかな教育を授けて屁理屈を言うような女性はわが国の国風になじまない。ゆえに女医はいらない」というのが彼の論理である。小俣は、「天は男性、地は女性」という儒教主義思想を「女医亡国論」の根拠とした。

すでに医師試験に合格していた荻野ほか数名の女医たちも、「患者を委任するには不安なり」[38]とか、「然に西洋文明に中毒せる木葉学者や、蓮葉女子が、徒に欧米の危険なる思想を鼓吹し輸入するのは、悪みても余りある事で」[37]等の批判・攻撃に正面から対抗していた。女医たちは、彼女らが「女医」であるがゆえに、いわれのない差別を受け、女性が医師になるについての理解を得るのは至難のわざであった。しかし、女医たちは自己の地位向上のために、時には熾烈な反論も辞さなかった。弥生は女性に対する偏見に対し、敢然と闘い、度重なる文部省との交渉の末、一九一二年に東京女医学校を専門学校に昇格させた実力者であり、女医教育のほかに各種の婦人団体や社会教育運動に関係し、女性の社会的地位の向上に努力した。

イギリスでも、男性に開かれていたほとんどの知的職業は女性に解放されておらず、女医は「三流の男性」と評価されていた。イギリス出身で、アメリカで最初の女性登録医になったブラックウェルは、一八五一年、パリの病院で医学研修中にナイチンゲール宅を訪問し、パリでの体験など話しながら、女性問題について相互に理解を深めていた。[39] ブラックウェルがイギリス初の女性登録医となったのは一八五九年のことである。

わが国におけるナイチンゲールの影響

わが国におけるナイチンゲール熱は高かった。まず、最初にナイチンゲールという人物を知り得たのは、陸軍関係者であった。ナイチンゲールが看護教育を開始し、その教育の成果が認められ始め、その教育方式が広がり始めた明治期、開国と同時に世界に目を向けたのはわが国の為政者たちであった。日本赤十字社の創始者である佐野常民（1822-1887）は、一八六七（慶応三）年、幕府の呼びかけに応じてパリで開かれた万国博覧会に出席した際、赤十字マークのついた救護会の展示物を見た。国際赤十字の趣旨に感動した佐野は、一八八五（明治一八）年、欧州視察旅行より帰国した大山 巖（1842-1914）陸軍卿や橋本綱常（1845-1909）陸軍軍医総監とともに国際赤十字に関する報告とともに、ジュネーブ条約加盟の必要性を明治天皇に申上した。[40]

次に、高木兼寛（1849-1920）によって、一八八五年、最初の看護婦教育所・有志共立東京病院看護婦教育所（現 慈恵看護専門学校）がナイチンゲール方式によって開始された。これは、婦人慈善会の強い要請による。一八八四（明治一七）年、婦人慈善会は、有栖川宮熾仁《たるひと》親王妃董子《ただこ》（1855-1923）を総長に、威仁《たけひと》親王妃慰子《やすこ》（1864-1923）を副総長に据え、会頭に大山巌夫人・捨松（1860-1919）、副会頭に伊藤博文（1841-1909）夫人・梅子、井上馨（1835-1915）夫人・武子、森有礼夫人・常子等によって鹿鳴館でのバザーを開催、「看護婦教育所設立の大旨」[41]という文書を配って資金を確保し、高木に看護教育のための財政的支援を行った。捨松は、アメリカのコネチカット看護婦養成学校で短期間ではあるが看護の教育を受けていた。その他、開国以来、来日したキリスト教の女性宣教師団の中には、看護婦の養成機関を卒業した者たちがいた。彼女らは、日本女性が看護に向いているとして、折に触れて看護教育を開始するべきとの主張を展開し、京都看病婦学校のようなアメリカンミッション系の看護教育所も開設された。

看護教育が徐々に広がりをみせる中、一八九〇（明治二三）年には「教育勅語」が発布され、「男らしさ」「女らしさ」が強調されるようになった。一八九九（明治三二）年成立の山県有朋（1838-1922）内閣は、絶対主義官僚内閣といわれた。彼は修身教育強化の必要を感じ、哲学研究会の加藤弘之（1836-1916）を委員長とした修身委員会を発足させた。彼らは、教育勅語との連関を重要視し、三年間かけて「修身教育」を練り上げ、「男の勤め」「女の勤め」といった役割論、すなわち、良妻賢母主義教育をいっそう明確にする徳目を中心に、儒教的思想、西洋的思想も取り入れた人物伝記主義をとった。理想的な人物像として評価されたナイチンゲールは、信仰心に富んだ慈悲の心の厚い女性として、修身教科書に採用された。このナイチンゲールの起用は、彼女の主要な主張、すなわち、情熱、知性、倫理的積極性をもった女性が自己の理想的な目的を追及しようとした姿勢を評価してのものではもちろんない。

修身教科書に描かれたナイチンゲールは、「生き物を哀れむ」「親切」「博愛」の三徳目で登場した。「生き物を哀れむ」は「万物の霊長、これ相哀れむべし」といった儒教的精神とも一致し、ナイチンゲールが少女の頃に犬の介抱をしたというエピソードから、生き物を哀れむ心優しき人物像として描かれた。「親切」は仏教の八正道の徳目と一致し、病者や貧者に対する慈しみ深く親切な人物として紹介された。「博愛」はキリスト教的徳目ではあるが、仏教の「慈悲心」とも一致する。国定教科書の修身に採用されたナイチンゲールは、クリミア戦争中の傷病兵の看護のために勇敢にも戦地に赴いた博愛精神の持ち主として、あるいは、国家の有事に対して献身的に行動する勇敢な女性として紹介され、その教育を通して子どもたちに強く影響を与えた。そして、女子は家庭内での役割を中心に、男子は社会における役割を中心にしながら、男女ともに人間としての徳が強調され、皇室を中心として強い連帯をもつように教育が推進された。

三従の教えと「新しい女」旋風

「三従の教え」とは、生あっては父母に従い、嫁しては夫に従い、老いては子に従うという女性の生き方に関する掟である。江戸時代の儒学者、貝原益軒（1630-1714）の『養生訓・

和俗童子訓』[42]には「婦人三従の道」が示され、佐久間象山（1811-64）の『女訓』にも同様なことが書かれている。江戸時代から継承されたこの女子教育論をわが国の女性たちは、伝統的な社会規範として受け入れてきた。

明治維新以降、儒教主義国家からの脱却を目指したわが国において、『学問のすすめ』を書いた福澤諭吉（1834-1901）は、江戸時代より続いていた女子教育に対して「世に生まれるものは男も人なり女も人なり[44]」と、男女がこの世においては同権であると述べた。続けて彼は「女大学という書に、婦人に三従の道あり[43]」と述べ、女大学に見られたような男性に対する女性の生涯にわたる従属に対して批判をした。「女大学」とは、江戸時代に普及した女子の教育書であり、先述した貝原をはじめとした『女訓』などもその一つである。福澤は文中にミルの主張を引用しながら、わが国の従来の女子教育の不完全さと不平等を女性の立場に立って弁明した。また、キリスト教系思想家、内村鑑三（1861-1930）も、一八九五年、「追っぱらえ、男女七歳にして席を同じうすることを禁ずるあの儒教的迷信、女性からその高貴な性をはなはだ低める慎みと服従とを要求するあの仏教的ナンセンスを[44]」と述べ、キリスト教の自由な精神について述べた。それは、わが国が男女を無用に区別していることに対する警鐘だった。次に、一八八九年に『東洋之婦女』を著した自由民権運動の指導者、植木枝盛（1857-92）もその序文に、日本における男尊女卑の傾向を指摘し、封建社会と戦国社会、そして儒教や仏教が男尊女卑の傾向を増長させた、と述べた[45]。一九三四（昭和九）年、文学博士の原田実（1890-1971）も、「母親は子供の神である。娘は青年の燈火である。妻は夫の幸福の源である。そして、祖母の笑顔は、萬人の慰安の泉である」[46]と述べ、「三従の教え」とは相反する考えを示し、婦人運動擁護の立場に立った。このように、「三従の教え」に基づく男尊女卑の傾向のあるわが国でも、「女性の権利」については、ごくわずかではあるものの、啓蒙主義的な先進的な思想家たちによって明治期初期より提唱されていたし、ごく少数の女性たちによって、自己実現も含め、時代を切り拓く積極的な行動がなされてはいたのである。

明治後期の一九一一（明治四四）年、松井須摩子（1886-1919）によって上演された『人形の家』[47]は、ノルウェーの劇作家ヘンリック・イプセン（Henrik Johan Ibsen, 1828-1906）の著作で、男性に人形同様に従属していた女性が、真の人間として目覚める物語である。同年、女性の組織「青踏社」[★2]が誕生した。「青踏」は、西洋における「ブルーストッキング（Bluestocking）」の日本語訳に近い。「ブルーストッキング」とは、十八世紀ロンドンにおいて、文芸サロンに集まっていた女性グループのことである。彼女たちはシルクのフォーマルな黒い靴下ではなく、教養が高く知性を尊重する婦人たちのグループのシンボルとして深い青い色の毛糸の長靴下を身につけていた。「青踏」という名称はこれを引用したといわれている。青踏社は、わが国における女性の権利運動の急先峰的な存在となった。

女性の組織としての青踏社の出現は、良妻賢母主義教育を推進したい為政者や国学者たちに多少なりとも脅威を与えることとなった。この頃も相変わらず、女子が高等教育を受けると言論が活発になり、女性らしさが失われるといった主張が主流であり、「女性らしさ」とは「自己を主張しない、内向的で無口な女性」といった意味合いをもっていた。急進的な女性が出現した社会の風潮を受けて、日本政府は「治安警察法」を制定し、その第五条に「左ニ掲グル者ハ、政治上ノ結社ニ加入スルコトヲ禁ズ[48]」と規定して、盛んになってきた労働運動を厳しく取り締まった。取り締まりの対象者には、軍人や警察官を含む公務員、教員、女性が含まれていた。特に、女子や未成年者は公衆の会合や政治的集会に参加したり、その発起人たることが禁じられ、女性は集会への参加のみならず、いっさいの言論の自由を奪われた。さらに文部省も、一九〇六年に「学生生徒ノ風紀振粛ニ関スル件」という文部省訓令を出して、青年女子の風紀の乱れ、発刊文書の危険思想、極端な社会思想等を指摘し、こうした恥ずべき行為が他者に及ぼす影響は計り知れず、したがって、こうした風潮を正すような教育が遂行されなければならない、と訓示した。こうした政府の女子に対する言論の取り締まりに対して、評論家の平塚らいてうは、一九一三（大正二）年、雑誌「青踏」で「彼等は化石を抱いて熱を与え無とする徒である[49]」と、政府の女性に対する処遇に強く反発した。「青踏」発刊に際し、らいてうは「元始、女性は実に太陽であった[50]」と述べ、一九一六（大正五）年に「新しい女」という論文を出した。その冒頭には、「自分は新しい女である。新しい女はもはやしいたげられたる旧い女の歩んだ道を黙々として、はた唯々として歩むに堪

★2　一九一一（明治四四）年、平塚らいてうの呼びかけで結成された女性団体。二十代の女性五人が発起人となり、十八人を社員として結成された。同年、機関誌「青鞜」を発行。当初は詩歌が中心の女流文学集団であったが、やがて伊藤野枝が中心になり、婦人解放運動に発展していった。一九一六（大正五）年に解散。

えない。新しい女は男の利己心のために無智にされ、奴隷にされ、肉塊にされた如き女の生活に満足しない。新しい女は男の便宜のために造られた旧き道徳、法律を破壊しようと願っている」[50]と記されている。

同年、作家の与謝野晶子も、大阪毎日新聞に寄稿した「婦人改造と高等教育」[51]で、「現に母として子を教育している人に『教育の目的』を問い久しく妻たる境遇にある人に『結婚の意義』を問うた場合、人前に出せるだけの情理を一貫した意見を述べ得る婦人が幾人あるでしょう。婦人自身に最も切実なそういう問題に対してさえ一定の見識がなく、それについて是非解決せねばならぬほどの強烈な疑惑煩悶もないのが我我婦人の実状です」と述べた。与謝野は、「男性と同等の知力をもち、精神的にも物質的にも男性に依存することをやめることによって、男性の足手まといになることを防ぎ、これによって真の伴侶となり得る」とし、「婦人の知力の向上は婦人自身の発達が何より大切だが、周囲もまた、男女によって教育の待遇を分かつ悪習を自ら反省するべき」と訴えた。

急進的な女性たちから挑戦的な主張が展開される中、一九一七（大正六）年に開催された「臨時教育会議」の席上、高木は「ヨリ高等ノ教育ヲ受ケタ者ノ子供ハ実母ノ乳ヲ飲ム機会ガ甚ダ少クナッテ来ルト云フ事実ガ既ニ現ハレテ居ルノデアリマス、是ヲ以テ見テモ生産率ガ減ズルト云フコトニナルモノデアラウト信ジテ疑ヒマセン」[52]と、高学歴女性の出産年齢の上昇および出産率の低下を述べた。女性解放運動に対しては、医学者の富士川 游（1865-1940）も、一九一二年「醫家より見たる婦人問題」[53]、一九二〇（大正九）年「男女の性的差異の上より見たる婦人解放問題[54]」、一九二一（大正一〇）年「婦人問題の醫学的觀察[55]」等で、解剖学上の男女の差異を根拠に、婦人解放運動は不条理であると論じた。そして、両性においてその身体において差異があるとして、「その差異は各々の任務を異にするがためである。不正当な婦人運動の結果は、男女両性の差異を滅却して、女子をして男子化させるゆえに、婦人運動に積極的に応援するのは人類全体の幸福を増加する上から見て必要であるが、これに伴う生物学的危険には多大な注意を払わなければならない」と述べた。

結局、女子大学の創立は時期尚早、女子高等教育は穏健なる発達が望ましい、ということになった。この教育会議の決定に対して、与謝野は「中学以外に高等女学校といういく段か低い教育機関を存置して、わざわざ女子の知能を鈍化させるにつとめ、男女の思想を不平等に発達させようとするのは、時代遅れの不親切極まる教育制度[56]」と不満の意を表明した。

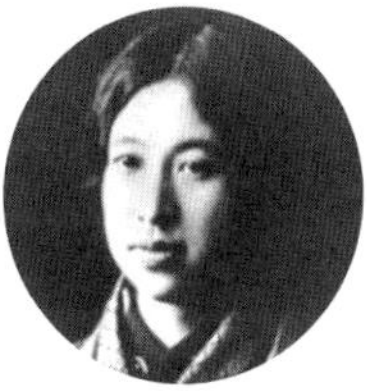

平塚らいてう
1886（明治 19）-1971（昭和 46）

評論家、婦人運動家。戦後は反戦、平和運動に参加した。スウェーデンの婦人運動家エレン・ケイの思想と禅の影響を強く受け、1911 年に青鞜社を結成。恋愛と結婚の自由を説き、婦人解放への道を開いた。1920 年には、婦人の政治的自由を要求する団体、新婦人協会を市川房枝らと発足させた。

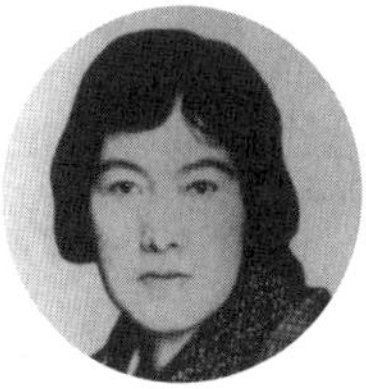

与謝野晶子
1878（明治 11）-1942（昭和 17）

歌人、女性解放思想家。雑誌「明星」に短歌を発表し、ロマン主義文学の中心的人物となった。また、女性の自立、政治、教育問題などの評論活動を行う。国家による母性保護を主張する平塚らいてうに対し、すべての女性が経済的に独立する女権主義を提唱し、母性保護論争に発展した。男女平等教育を唱え、日本で最初の男女共学校、文化学院を創設した。

一九一九（大正八）年に山川菊栄も「婦人の勝利」[57]で、日本の婦人が欧米に比べて百年も遅れているとの見解を述べ、女性の決意が必要であると迫った。

女性の職業教育と社会進出是非論

トレヴェリアンやマーティノウの評価にもあるように、女性を専門職業に向けて訓練するというナイチンゲールの取り組みは、わが国でも看護師以外の他の職業にも及んだ。女性に対しては良妻賢母主義教育を建て前としながらも、女性の社会進出と職業教育の必要性も盛んに論議された。一九一六年、教育家の成瀬仁蔵（1858-919）は、婦人の職業教育について「女子も国家の一員にして、男子と共に国家の用に立ち、国家の防衛に当たる事がその国の権威でもあり、かつ一家の幸福なること」[58]との見解を述べ、人類の半分である女性の力を借りなければ、国家の危機に立ち向かうことはできないので、女性の力を是非に、との主張を行った。同年の読売新聞紙上[59]には、「生活難とともに婦人の職業範囲が次第に拡張せられる結果として、一面には男女両性の職業競争という新現象を生み出し、一面には多数の職業婦人に対する保護事業の急務を訴うるに至れり」と述べ、「一方にては男子の内助者となり生計の援助者となりながら、他の一方においては子供の母となりたり」等、職業婦人の二重の負担が避けられないとして、保護の必要性を述べた。

一九一八（大正七）年の臨時教育会議「女子教育の改善に関する答申」では、欧米諸国においても女子が職業に進出する状況が盛んになっているが、わが国においてはこれが家族制度崩壊の原因になることもあるとの懸念の声が上がり、「女子実業教育ニ付テハ、今日ニアリテハ純然タル職業教育ヨリハ、実業科ヲ加味シタル普通教育ヲ授ケ、家事育児等ヨリ、主婦タリ母タルノ心得ヲ授ケ、国体ノ観念ヲモ涵養スル等、実際生活ノ情況ニ応ジテ適切ナル教育ヲ授クルノ要アリ」[60]との勧告がなされた。つまり、女子の職業教育は純然たる職業教育より母親としての心得など、実際生活に必要な教育をするべきであるとの考えである。すでに鳩山春子（1861-1938）は、一八八六（明治一九）年、共立女子職業学校（現 共立女子学園）を設立していた。同校の設立目的は女子の生活能力と道徳性の向上を目指すものであった。春子は、「教育の力によって、婦人の長所を適宜に発展させ、女性の最も名誉のある天職と認めることができるならば、その社会は知徳が並び進んで健全であることができる」[61]と考えた。彼女の主張する職業教育は、家庭内における実務教育である。一方、山川は、職業婦人と母性の問題について、一九二四（大正一三）年に「極端に賢母良妻主義の日本が、その貴重な『賢母良妻』の材料を、全世界の問題となるほど苛酷な条件で、過激労働に服せしめ、その母性と人間性とを資本家の利潤の犠牲に供して省みない事実」[62]があると言及した。

女性の職業教育に関する主張が展開される中、一九一九年に、スウェーデンの思想家エレン・ケイの『児童の世紀』が出版された。彼女は、婦人の最大の社会的任務、そしてその最高の幸福は母性の中にあると述べ[63]、女性がその任務を完全に果たし、その幸福を享受するには男子とまったく同等の地位が必要であるが、しかしその母性的立場は、やはり社会的に保護されるべきであると考えた。彼女は、「集団保育をもって家庭に代行させる提案ほど恐ろしいものは他にない」[64]と述べ、「母親は家庭に帰るべきである」と主張した。母性保護の立場から、女性には育児そのほかの保証が必要と考えたのである。

＊

本論では、イギリスにおける女性の権利運動の展開にナイチンゲールが果たした役割と、儒教主義国家であったわが国における女性の権利運動の展開について歴史的に検証し、女性の社会的位置づけについて考察した。ミルとナイチンゲールの両者は、その理論の社会での適用において相違があった。まず、両者は家庭教育が子どもの性格形成に大きな影響を及ぼしている点、家庭が専制政治的な教育を行い、その結果、支配者、すなわち支配する男性と支配される側の女性という従属関係を作り出していくということ、および女性も職業をもつことが大事であるといった主張等に関しては一致を見出したが、「男女同権」の言葉の解釈

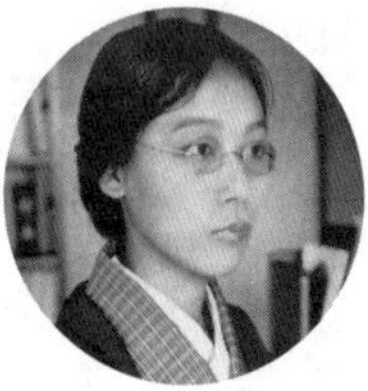

山川菊栄
1890（明治 23）-1980（昭和 55）

評論家、理論家。日本の婦人運動に初めて批評的、科学的視点を持ち込んだ。多くの著作において明晰な分析と鋭い問題意識を示し、日本における女性解放運動の思想的原点と評される。

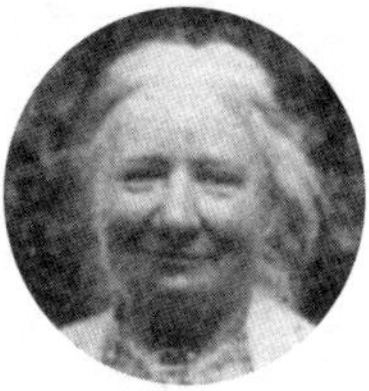

エレン・ケイ
Ellen Karolina Sofia Key
1849-1926

スウェーデンの社会思想家、教育学者、女性運動家。母性と児童の尊重を基軸とした社会問題を論じ、特に教育の重要さを説いた点で著名。

大正デモクラシー期の日本において、「青鞜」などを通して著作が紹介され、日本の婦人解放運動に大きな影響を与えた。

に関して一致をみることはできなかった。また、女性参政権問題に関しては、ナイチンゲールは懐疑主義を保守し、法的な方法のみでは女性にのしかかっている悪を取り除くことはできない、女性の問題は個人の行動にかかっており、忍耐強く問題を解決するように努力するべきであると考え、積極的な協力をしなかった。ミルは、女性が政治的なプロセスを男性と同じように分かち合い、男性と対等な政治的パートナーになることによって、より大きな社会問題を解決できると考えた。

他方、ナイチンゲールが行った医療の中に女性の専門職を創設するという教育の成功により、トレヴェリアンやマーティノウの評価にもあるように、従来の伝統的な理想的女性像、すなわち、有閑無為の中にあって男性に保護されなければ生きていけないような弱々しい女性像から、何か社会に貢献する女性が理想的な女性像であるという意識へと変化した。そして、ナイチンゲールが女性を専門職業に向けて訓練するという着想は、看護師以外の他の職業にも浸透した。ゆえに、女性問題の取り扱いにおいて、本人が好むと好まざるとにかかわらず、ナイチンゲールを実践的女性解放主義者とみなすことができると考える。

わが国に目を向けると、「三従の教え」に代表されるように、歴史的に女性の社会的評価は著しく低かった。明治維新以降、明治初期にミルとナイチンゲールの思想それぞれを継承した男女平等の思想が取り入れられたが、それはわずかに啓蒙主義的な思想家からの提唱であり、定着しにくい現実があった。明治中期に看護教育が開始され、ナイチンゲールは理想的人物としてわが国の修身の教科書にも採用されたが、女性に職業を与えて経済的自立に向け、社会貢献させるというナイチンゲールの高邁な思想とは反対に、国家に須要なる人物教育に恰好な女性として受け入れられた。大正時代に起きた「新しい女」旋風は、いわゆる女権拡張運動である。

「女性の権利」運動の是非論は、歴史的に繰り返されてきた。今日では女性は、法的に職業選択の自由も参政権も得ているが、長きにわたる闘争の結果、自由と公共の福祉、道徳的な問題や法的な側面等、未だに女性問題の課題が山積しているのはなぜなのだろうか？ 両性ともに課題解決能力がナイチンゲールが主張した教育で培われているのか、疑問は残る。

引用文献

▼1 梅根 悟 監修：女子教育史、世界教育史大系34、二二六頁、講談社、一九七四

▼2 片山清一：近代日本の女子教育、二九四頁、建帛社、一九八四

▼3 長谷川如是閑：スペンサー、二〇四〜二〇五頁、岩波書店、一九三九

▼4 Nightingale, Florence：*Cassandra / Suggestions for Thought*, ed. by Poovey, M., Pickering & Chatto, 1991

▼5 J・S・ミル（大内兵衛、大内節子 訳）：女性の解放、一〇四頁、岩波書店、一九五七

Mill, John Stuart：*The Subjection of Women*, Longmans, Green, Reader, and Dyer, 1869

▼6 前掲書5、三六頁

▼7 フロレンス・ナイチンゲール（田村 真、薄井坦子 訳）：カイゼルスウェルト学園によせて．ナイチンゲール著作集、第一巻（湯槇ます 監修）、三頁、現代社、一九七五

Nightingale, Florence：The Institution of Kaiserswerth on the Rhine for the Practical Training of Deaconesses, 1851

▼8 佐々木秀美：ナイチンゲールとミルとの論争、綜合看護、三七（三）：五三〜六四、二〇〇二

▼9 佐々木秀美：歴史にみるわが国の看護教育—その光と影、青山社、二〇〇五

▼10 前掲書4 p.208

▼11 前掲書4 p.139

▼12 前掲書4 p.229

▼13 前掲書4 p.211

▼14 フロレンス・ナイチンゲール（湯槇ますほか 訳）：看護師と見習生への書簡，ナイチンゲール著作集、第三巻（湯槇ます 監修）、四三六頁、現代社、一九七七
Nightingale, Florence : To her nurses and probationers trained under the "Nightingale Fund", 1888

▼15 Nightingale, Florence : *Notes on Nursing* (1860), p.165, Scutari Press, 1992

▼16 J・R・ディンウィディ（永井義雄、近藤加代子 訳）：ベンサム、一八一頁、日本経済評論社、一九九三

▼17 Pugh, Evelyn L. : Florence Nightingale and J.S. Mill Debate Women's Rights, Journal of British Studies, 21 (2) : 121, 1988

▼18 前掲書17 p.122

▼19 Martineau, Harriet : *England and her Soldiers, 1859*, Harriet Martineau's Writing on British History and Military Reform, Vol. 6, ed. by Logan, Deborah & Sklar, Kathryn, p.297, Routledge, 2005

▼20 前掲書15、p.164

▼21 Vicinus, Martha & Nergaard, Bea (ed.) : *Ever Yours, Florence Nightingale: Selected Letters*, p.30, Virago Press, 1989

▼22 前掲書5、一〇四頁

▼23 前掲書5、一六三頁

▼24 前掲書21 p.288

▼25 Dickens, Charles : *Oliver Twist*, Ladybird Books, 1984

▼26 フロレンス・ナイチンゲール（小玉香津子ほか 訳）：救貧院病院における看護，ナイチンゲール著作集、第二巻（湯槇ます 監修）、五頁、現代社、一九七四
Nightingale, Florence : Suggestion on the Subject of Providing, Training and Organizing Nurses for the Sick Poor in Workhouse Infirmaries, 1867

▼27 前掲書5、一五一頁

▼28 前掲書15 p.454

▼29 前掲書17 p.138

▼30 前掲書15 p.188

▼31 前掲書15 p.69

▼32 トレヴェリアン（松浦高嶺、今井宏 訳）：イギリス社会史2、四五一頁、みすず書房、一九八三

▼33 前掲書19 p.317

▼34 亀山美知子：近代日本看護史における看護婦の社会的地位・評価に関する研究（54）、看護、三六（一二）：一四五、一九八四

▼35 村上信彦：大正期の職業婦人、二七二頁、ドメス出版、一九八三

▼36 医海時報、第九三七号、一九一二（明治四五）年六月八日付

▼37 医海時報、第九四〇号、一九一二（明治四五）年六月二九日付

▼38 前掲書35、一四一～一四二頁

▼39 エドワード・クック（中村妙子 訳）：ナイティンゲール［その生涯と思想］I、九二頁、時空出版、一九九三
Cook, Edward T.: *The Life of Florence Nightingale*, Macmillan, 1914

▼40 吉川龍子：日赤の創始者 佐野常民、吉川弘文館、二〇〇一

▼41 慈恵看護教育百年史編集委員会 編：慈恵看護教育百年史、一七頁、東京慈恵会、一九八四

▼42 貝原益軒（石川 謙 校訂）：養生訓・和俗童子訓、二六九頁、岩波書店、一九九一

▼43 石田 雄 編：近代日本思想大系2、福沢諭吉集、三七頁、筑摩書房、一九七五

▼44 内村鑑三（鈴木俊郎 訳）：余は如何にして基督信徒となりし乎、一〇〇頁、岩波書店、一九七四

▼45 植木枝盛：東洋之婦女、佐々城豊寿、一八八九

▼46 原田 実：新女性道の建設、九頁、創文社、一九三四

▼47 イプセン（山室 静 訳）：人形の家、世界の文学22、中央公論社、一九六六
Ibsen, Henrik Johan: *ET dukkehjem*, 1879

▼48 官報、一九〇〇（明治三三）年三月一〇日

▼49 今井清一 編：近代日本思想大系33、大正思想集1、四九頁、筑摩書房、一九七八

▼50 平塚らいてう著作集編集委員会 編：平塚らいてう著作集1、一四頁、二五七頁、大月書店、一九八三

▼51 与謝野晶子：婦人改造と高等教育、大阪毎日新聞、一九一六（大正五）年一月一日

▼52 長田 新 監修：日本教育史、教育学テキスト講座 第三巻、二四四頁、御茶の水書房、一九六一

▼53 富士川游：醫家より見たる婦人問題、中央公論、二八（九）：四一～四九、一九一三

▼54 富士川游：男女の性的差異の上より見たる婦人解放問題、中央公論、三六（四）：二一～二三、一九二一

▼55 富士川游：婦人問題の醫學的觀察、中央公論、三七（九）：七三～八一、一九二二

▼56 前掲書49、三四三頁

▼57 山川菊栄：婦人の勝利、一九九～二〇〇頁、日本評論社出版部、一九一九
▼58 成瀬仁蔵：婦人の職業教育、国民の友社紙上、一九一六（大正五）年九月一八日付
▼59 読売新聞、一九一六（大正五）年九月二六日付
▼60 前掲書2、一八二頁
▼61 鳩山春子：婦人の天職・女学生の栞（松原岩五郎 著）、一八二頁、博文館、一九〇三
▼62 山川菊栄：山川菊栄集、第三巻、二八一頁、岩波書店、一九八二
▼63 エレン・ケイ（小野寺信、小野寺百合子 訳）：児童の世紀、一二一頁、冨山房、一九七九
Key, Ellen : *Barnets århundrade*, Albert Bonniers Förlag, 1927
▼64 前掲書63、一一〇～一一一頁

関連書籍

カサンドラ
ヴィクトリア朝の理想的女性像への反逆

フローレンス・ナイチンゲール［著］
木村正子［訳］

定価二四二〇円（本体二二〇〇円＋税一〇％）
新書判●一九二頁●978-4-8180-2308-6

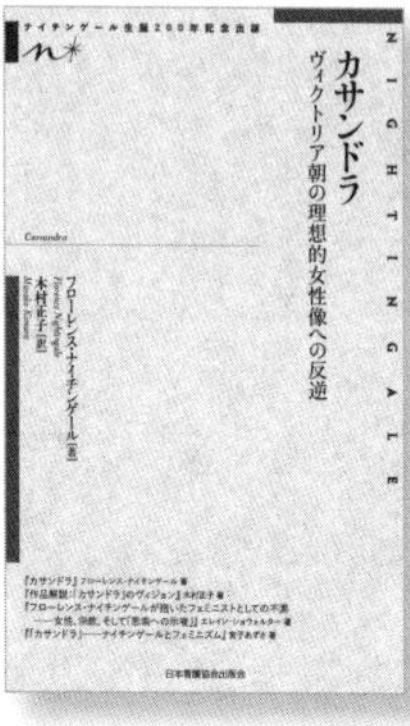

誰もが知るクリミアの英雄、ナイチンゲール。しかしクリミア従軍以前の彼女は、上流階級の娘の役割とされた〈家庭の天使〉であることを強要され、自己実現できる場も時間ももてないことに絶望していました。
本書は、「女性」の視点から、当時の上流・中流階級の女性たちに共通する苦悩を吐露し、社会慣習を痛烈に批判した、現代のフェミニズムにも通じる異色の小品です。

内容

・カサンドラ　フローレンス・ナイチンゲール（木村正子 訳）
・［作品解説］「カサンドラ」のヴィジョン　木村正子
・フローレンス・ナイチンゲールが抱いたフェミニストとしての不満
　――女性、宗教、そして『思索への示唆』　エレイン・ショウォルター
・「カサンドラ」――ナイチンゲールとフェミニズム　宮子あずさ

［コラム］

「英国派遣日赤救護隊記」から考察する日本のジェンダー平等意識

五十嵐 清

五十嵐 清　いがらし・きよし

目白大学大学院 非常勤講師

一九七五年 早稲田大学第一文学部修士課程修了、日本赤十字社入社。一九八七〜九一年 国際赤十字・赤新月社連盟（ジュネーブ）出向。一九九〇〜九一年 同連盟モザンビーク難民救援代表（マラウィ）、二〇〇三年 日本赤十字社国際部次長、二〇〇四年 同組織推進部長。二〇〇六年 日本赤十字学園常務理事、二〇一二〜一五年 日本赤十字九州国際看護大学特任教授・国際看護実践研究センター長。専門分野は人道研究、国際協力。

著作に「Emergency Relief — How did the Japanese Red Cross Society respond to the Great Hanshin Earthquake?」Japan Eco Times 三月号、一九九五、「グローバリゼーションとNGOに関する調査研究」（共著）（国際貿易研究所）、「国際的ネットワークと実績で企業社会とのさらなる連携を求める」、国際開発ジャーナル、五月号、二〇〇五、「日本人配偶者（日本人妻）故郷訪問事業における人道をめぐる諸問題について」、人道研究ジャーナル、三：五四〜六三、二〇一四など今から一〇〇年前に日本から初めての海外救護隊がイギリスに派遣された。当時は第一次世界大戦の只中である。欧州戦線で負傷した同盟国イギリス軍兵士の救護支援を目的に、日本政府は日本赤十字社の救護チーム（看護婦長二名、看護婦二〇名、医師二名、通訳・書記各一名の二六名編成）をハンプシャーにあるネトリー（イギリス陸軍省と赤十字社の共同運営による大規模な戦時臨時病院が設置されていた）に派遣した（**図1**）。当時の救護隊に関する日本側の記録は日本赤十字社の「社史稿」にあるが、イギリス側でも日本の救護隊受け入れ（一九一五［大正四］～一九一六［大正五］年）一〇〇周年を記念して、二〇一六年にハンプシャー郷土史研究会が「英国（ハンプシャー、ネトリー）派遣日赤救護隊記」▼[1,2]（以下、「救援隊記」）を出版している。

日本政府はイギリスのほか、対ドイツ同盟国であったフランスとロシアにも同様の赤十字救護隊を派遣したが、三か国の受け入れ先のうちイギリスのみが、日本の救護隊に関する報告をしている。報告書には、日本の看護婦たちの姿とその行動が当時どのように欧米の人々に映ったのかが描かれており、きわめて興味深い内容となっている。その中で、本稿では、欧米の人々の眼差しを通して、日本のジェンダー平等について考えてみたい。

欧米の女性参政権運動に対する日本の救援隊の立ち位置

当時のイギリスは、女性の参政権が選挙法改正（一九一八年）によりはじめて認められるという、ジェンダー平等の権利獲得が成果を上げるまさにその前夜であった。一方、日本でも、平塚らいてうが女性の解放と権利を求めて一九一一（明治四四）年に青鞜社を創設し、活動を開始していた。[★1]

看護の分野でも、創設されたばかりの国際看護協会の創始者の一人、ラビニア・ドックをはじめリーダーの多くが女性参政権運動に熱心に取り組んでいた。しかし、日本の政府関係者や看護婦は国際看護協会への参加に必ずしも意欲的ではなく、日本の参加は一九〇九年の第二回総会（ロンドン）からである。三年後の第三回総会（ケルン）では女性参政権が論議され、「女性参政権の原則に従う」という総会決議が可決されたが、日本代表団は議決を棄権し、賛否に関する態度表明をしなかった。

二年後の一九一四年、日本の看護婦がイギリス派遣の途次に訪れたニューヨークで、あるハプニングが起こった。日本から訪れた看護婦を取材していたニューヨーク・ヘラルド紙は、そのときの様子を「アメリカ女性参政権協会の婦人が日本人看護婦たちに近づき、女性の参政権について話しかけようと試み、ホテルの前で騒ぎを起こした。その女性参政権論者は、この看護婦たちの中で英語を話すのは山本婦長[★2]のみと告げられるまで話しかけるのをやめな

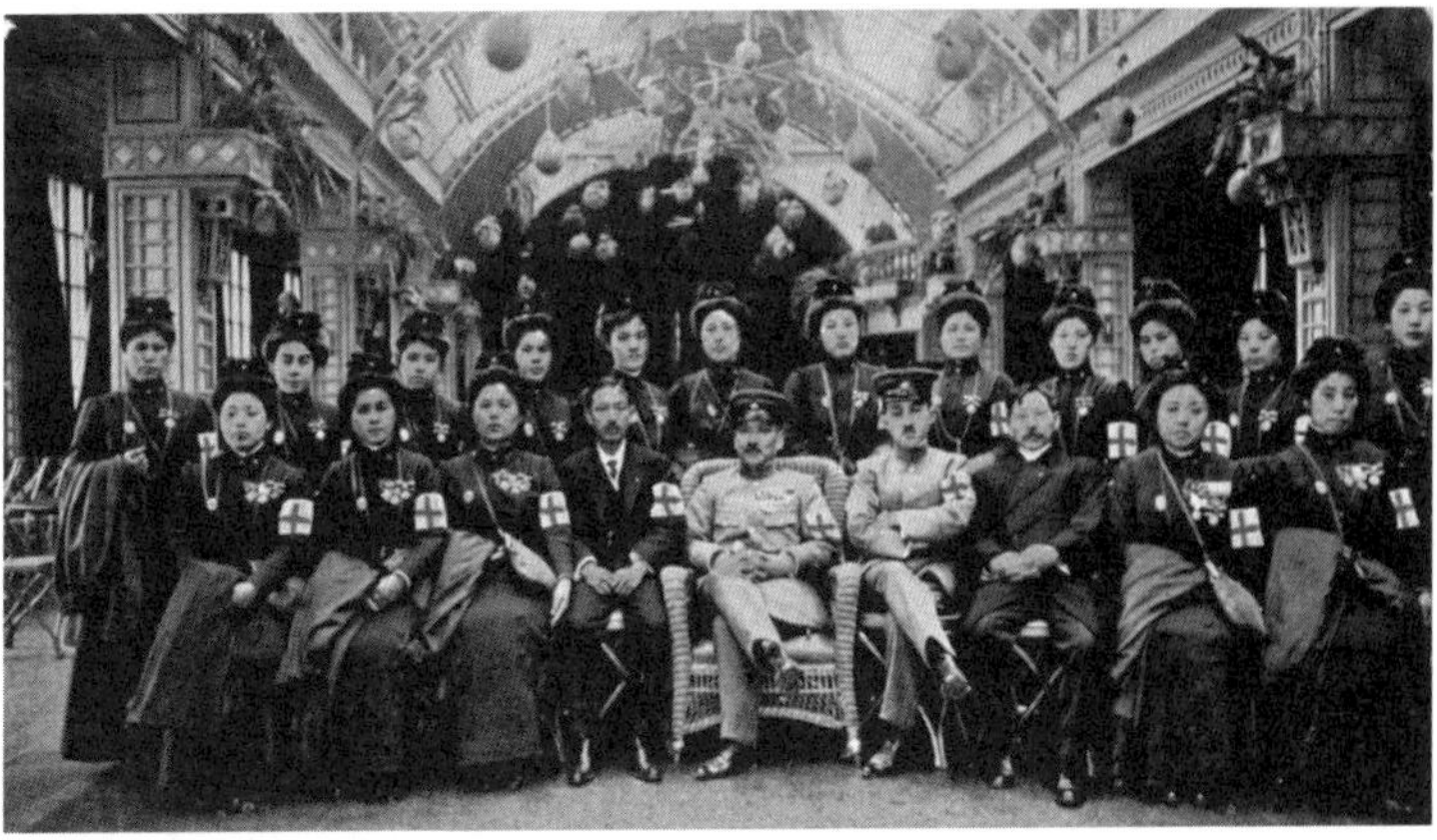

図1　日赤救援隊の医師と看護師（ネトリーにて）
前列向かって右から二人目が山本ヤオ婦長。
（Post Card, Japanese Nurses at Netley, Royal Victoria Hospital and Military Cemetery at Netley website. https://www.netley-military-cemetery.co.uk/welcome-to-rvh-netley/those-who-worked-here-a-f/japanese-nurses/ ）

かった」と伝えている。
日本の看護婦たちは派遣決定後、事前説明会で「小沢男爵（日赤副社長）が、女性参政権論者にもし会ったら、日本の婦人として参政権論者を無視すること、女性参政権論者の思想に直接的に言及して、こうした病原菌の芽の拡大は許すべきではない、と語った。日英の看護婦に関する特性を分析して…（中略）…日本の看護婦はイギリスの看護婦に劣っているわけではないので、彼女らを教師と考えるべきではない。（しかし）世界一というイギリスの看護婦の評判に関して、彼女らのどの点が、そして、それがどの程度に優れているのかを見極めることが日本の看護師にとって大切である」との訓示を受けていた、と「救護隊記」は述べている。

一方、英語を話せるとされていた山本婦長は、ヘラルド紙のインタビューに応えて、日本からの医療支援を申し出た同盟三か国のうち、フランス、ロシアからは素早い返事があったものの、イギリスからはしばらく返事がなかったこと、「もし訓練された看護師がいれば彼女たちを派遣されたし」との連絡がイギリス側からあったことを説明して、「看護婦全員が東京の赤十字看護学校の卒業生で、実務経験の期間は三年から八年あり、イギリスは最良のチームを迎えることになるでしょう」と、日赤看護婦の優秀性について誇りと自負をもって語っている。

「看護婦」に対する日英のとらえ方の違い

『救護隊記』では、「日本の看護婦はフローレンス・ナイチンゲールの理想像を西洋から日本に翻訳する中で、**西洋人がナイチンゲールを医療の先駆者、女性の進歩的な可能性を示した例**としてみていた一方で、**日本人は看護婦を日本政府が好む新しい理想の日本女性の代表である、貞淑で愛国心に富んだ賢婦**ととらえていた」と紹介している。

明治期、男性の身辺で仕事をする看護婦は不潔でふしだらな者と考えられていたが、皇族や上流階級の婦人がメンバーとなっていた日本赤十字篤志看護婦人会の活躍もあり、次第に「白衣の天使」というイメージ転換がはかられるようになっていた。それでも男性優位の日本社会で、女性を見る目はまだまだ厳しいものがあったようだ。

＊

今日でも、東京オリンピック開催にかかわるジェンダー平等をめぐる論議や、世界における日本のジェンダーギャップ指数（The Global Gender Gap Report 2021では日本は一五六か国中一二〇位）をみるにつけ、日本女性のジェンダー平等に対する社会一般の意識と理解は、根底の部分では一〇〇年前と大きな変化がみられないことに驚きを禁じ得ない。

ジェンダー平等に関する日本社会の意識と構造を考えるとき、一〇〇年前の日本人看護婦の社会的立場や欧米で遭遇した経験は、今日の女性のジェンダー平等を改めて考える一助になるのではないだろうか。

★1　平塚らいてうと青鞜社については、本書「女性の権利運動にナイチンゲールが果たした役割と、わが国における展開」の126〜127頁を参照。

★2　山本ヤオのこと。広島の士族の出で、東京の赤十字病院で幹部看護婦候補生として訓練を積む。一八九九（明治三二）年に幹部看護婦としての資格を取得したのち、義和団事件、日露戦争の両方で負傷者の救護に携わった。

引用文献

▼1　Daniels, Gordon : The Japanese Red Cross at Netley, 1915-1916, Hampshire Field Club & Archaeological Society / Japan Society, 2016

▼2　ゴードン・ダニエルズ（五十嵐清訳）：英国（ハンプシャー、ネトリー）派遣日赤救護隊記，人道研究ジャーナル，9巻 別冊，二〇二〇

索引

ナイチンゲールの越境 3・ジェンダー

ナイチンゲールはフェミニストだったのか

二〇二一年五月一〇日　第一版第一刷発行〈検印省略〉

著者　河村貞枝《かわむらさだえ》　出島有紀子《でじまゆきこ》　岡田《おかだ》　実《みのる》　喜多悦子《きたえつこ》
矢口朱美《やぐちあけみ》　佐々木秀美《ささきひでみ》　五十嵐《いがらし》　清《きよし》

発行　株式会社　日本看護協会出版会
〒一五〇-〇〇〇一　東京都渋谷区神宮前五-八-二　日本看護協会ビル四階
〈注文・問合せ／書店窓口〉TEL〇四三六-二三-三二七一　FAX〇四三六-二三-三二七二
〈編集〉TEL〇三-五三一九-七一七一
https://www.jnapc.co.jp

装幀　齋藤久美子

印刷　株式会社フクイン

©2021 Printed in Japan　ISBN978-4-8180-2339-0